대한민국
최고의 명의가
들려주는

갑상선암

SNUH 서울대학교병원

Health+14

대한민국 최고의 명의가 들려주는

갑상선암

초판 1쇄 발행 2016년 1월 15일
초판 3쇄 발행 2022년 6월 20일

지은이 이규언, 김수진

펴낸곳 서울대학교출판문화원
주소 08826 서울 관악구 관악로 1
도서주문 02-889-4424, 02-880-7995
홈페이지 www.snupress.com
페이스북 @snupress1947
인스타그램 @snupress
이메일 snubook@snu.ac.kr
출판등록 제15-3호

ISBN 978-89-521-1793-9 04510
978-89-521-1498-3 (세트)

SNUH
서울대학교병원
Health+ 14

대한민국
최고의 명의가
들려주는

갑상선암

이규언, 김수진 서울대학교병원 외과 교수

서울대학교출판문화원

발 간 사

첨단 지식정보화 사회에 들어 눈부신 의학발전에도 불구하고 여전히 병마와 싸우는 수많은 환자들이 있기에 우리는 한시라도 마음이 편할 수가 없습니다.

서울대학교병원 Health⁺ 시리즈는 정보의 홍수 시대에 근거가 빈약한 의학정보가 무분별하게 난무하는 상황에서 의학적 근거와 기준을 제시하며 표준화된 건강정보를 제공하고자 발간되었습니다.

특히 이 책은 대한민국 암 발생률 1위인 위암을 시작으로 유방암, 간암, 췌장암 등 다양한 암 질환과 각종 질병까지 의료진이 오랜 기간 걸쳐 축적해 온 경험과 의학지식을 알기 쉽게 풀어가고 있습니다. 또한 각 질환별로 증상, 진단, 치료, 재활, 건강관리 등 환자들이 궁금해하는 점을 중심으로 일반인들도 이해하기 쉽게 구성되어 있습니다.

무엇보다 이 시리즈를 통해 서울대학교병원 최고 명의들이 건강과 질병에 대한 전문적 지식을 국민들과 함께 공유함으로써 국가중앙병원으로서 국민건강관리의 올바른 방향을 제시하고 평생건강을 계획하고 관리하게 된 것은 정말 소중한 일이 아닐 수 없습니다.

이 책의 발간에 수고를 아끼지 않은 원고 집필 교수진과 서울대학교출판문화원 편집진에게 감사를 드리며, 이번 Health⁺ 시리즈 발간이 우리 모두의 건강한 미래를 밝히는 소중한 길잡이로서 국민 모두가 더욱 건강하고 행복한 삶을 영위해 나가는 뜻깊은 계기가 되기를 기대합니다.

2013년 8월 25일

서울대학교병원장

이 책을 펴내며

예전에는 암에 걸리면 미국에서 수술 받고 싶다는 환자들이 있었지만, 요즘에는 미국 교포들이 한국에 와서 수술을 받을 정도로 우리의 의료기술이 선진국 수준으로 발달했다. 그만큼 환자들도 암에 대한 공포가 예전보다 많이 줄어든 것이 사실이다. 그러나 막상 자신이 또는 사랑하는 가족이나 친구가 암에 걸렸다고 하면 엄습하는 공포와 당황스러움은 말로 다할 수 없을 것이다.

분명한 것은 자신의 병을 잘 알고 이해하면 막연한 공포심에서 헤어날 수 있을 뿐 아니라, 의료진에 의해 제공되는 치료를 더 잘 받아들일 수 있다는 사실이다. 마찬가지로 환자의 가족이나 친구들도 병에 대해 잘 알수록 환자를 더 잘 도와줄 수 있을 것이다.

갑상선암은 우리나라에서 최근 10년 이내에 가장 급속도로 증가하고 있는 암 중 하나이다. 그 종류에 따라 차이가 있지만, 다행스럽게도 갑상선암은 보통 천천히 자라고 생존율이 매우 높은 암이다. 그래서 '좋은 암'이라는 별명을 붙이는 사람도 있지만, 바꿔 말하면 다른 암보다 훨씬 오랫동안 환자의 지속적인 관심과 의료진의 면밀한 추적 관찰이 필요한 암이기도 하다. 갑상선암은 치료받은 후 10년이 지나서도 재발이 되는 경우가 많다.

이 책의 순서는 갑상선암에 대한 구체적인 언급에 앞서, 먼저 갑상선에 대한 간단한 해부학적 해설과 함께 갑상선의 구조와 기능을 설명하고, 이어서 갑상선암의 일반적인 증상과 종류, 진단과 치료, 그리고 예후를 설명하는 것으로 되어 있다. 그러므로 처음부터 순서대로 정독할 수도 있겠지만, 필요에 따라 궁금한 내용을 찾아보기에도 불편함이 없으리라 생각된다.

이 책이 갑상선암을 진단 받은 환자와 가족들이 갑상선암을 잘 이해하고 함께 이겨내는 데 많은 도움이 되기를 바란다.

이규언 (서울대학교병원 외과 교수)

차 례

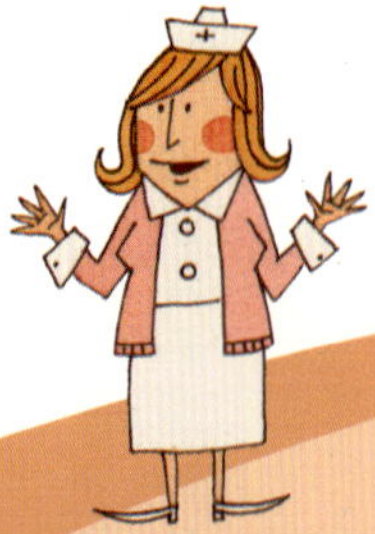

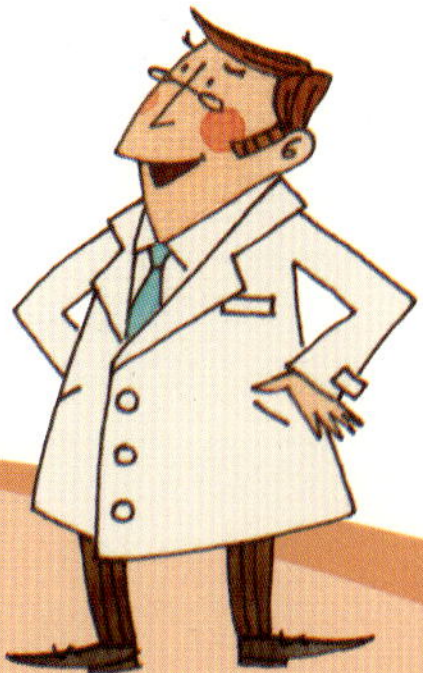

01

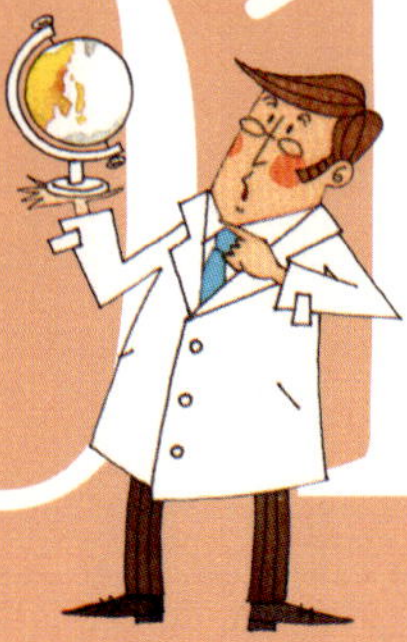

갑상선이란 무엇인가?

갑상선암에 대하여 알아보기 전에 먼저 우리 몸에서 갑상선의 위치와 모양, 그리고 갑상선의 기능에 대하여 살펴보자.

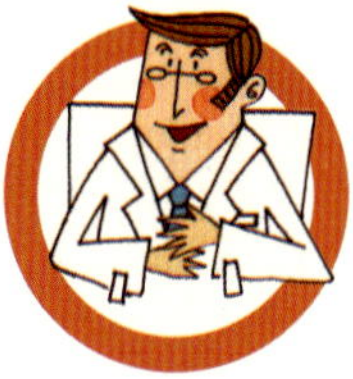

갑상선의 어원

'갑상선(甲狀腺, thyroid)'이라는 명칭은 방패를 뜻하는 그리스어 'thyreos'에서 유래되었다. 갑상선 바로 위쪽에는 목젖에 해당되는 튀어나온 연골이 있는데, 이 연골의 모양이 당시 그리스의 방패 모양과 비슷하다고 하여 이 연골의 이름을 따서 'thyroid gland'라고 이름이 지어지고, 이를 번역하는 과정에서 방패 갑(甲)자와 모양 상(狀)자를 써서 갑상선 또는 갑상샘으로 부르게 되었다.

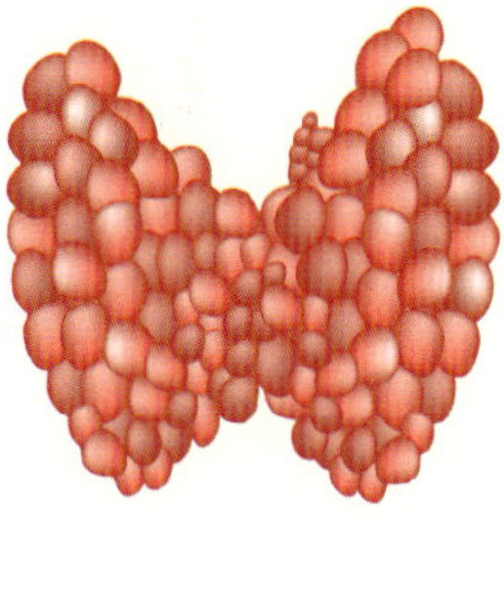

갑상선의 위치와 모양

갑상선의 위치

갑상선은 우리 몸의 목 앞 중앙에 있는데, 남성에게 더욱 뚜렷이 돌출된 갑상연골의 2~3cm 아래에 위치하고, 기도의 앞과 옆을 나비 모양으로 감싸고 있으며, 갑상선호르몬을 분비하는 기관이다. 갑상선은 좌엽과 우엽 그리고 이들을 이어주는 협부로 구성되어 있다. 사람에 따라 협부 위쪽으로 손가락처럼 길게 돌출된 부위가 있는데, 이를 '피라미드엽'이라고 부른다.

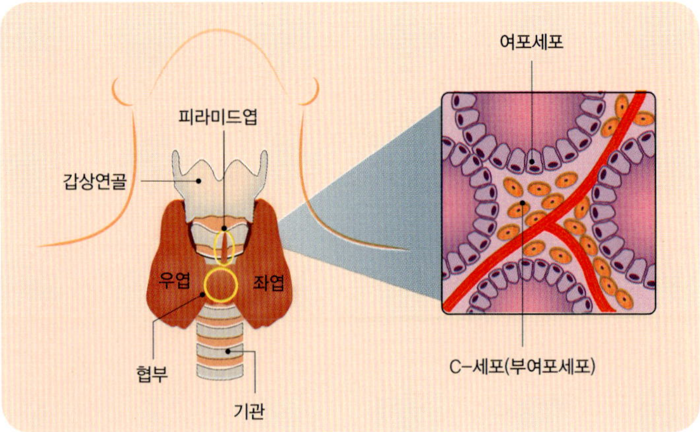

그림 1. 갑상선의 위치와 갑상선을 구성하는 세포

갑상선의 모양

갑상선의 크기는 보통 한쪽 엽의 높이, 폭, 두께가 각각 5cm, 3cm, 2cm 정도이며, 정상적인 경우 갑상선의 앞쪽이 두 겹의 근육으로 덮여 있어 밖에서 윤곽이 보이거나 잘 만져지지 않는다. 그러나 갑상선에 혹이 있거나 갑상선 비대증이 있으면 갑상선이 눈에 띄거나 만져질 수 있다.

갑상선의 무게는 출생 시 1~2g 정도이고, 유아기에 체중 증가에 따라 늘어 사춘기에 이르면 약 10~15g이 된다. 성인의 경우에는 여자는 16g, 남자는 18g 정도이다.

갑상선에는 혈관이 많이 분포되어 있고 단위 크기당 혈류량이 두 번째로 많다고 알려져 있다. 갑상선 양 옆으로 목의 큰 혈관인 경동맥과 경정맥이 있고, 이들과 연결된 동맥과 정맥이 갑상선 주변으로 복잡하게 얽혀 있다.

갑상선 주위에는 혈관 외에도 중요한 구조물들이 많다. 기도를 비롯하여 식도, 부갑상선, 미주신경, 되돌이후두신경, 상후두신경 외측분지 등 인체의 중요한 장기들이 목의 좁은 공간에 위치한다. 따라서 갑상선암 수술 시에는 이러한 구조물이 손상되지 않도록 세심한 노력과 기술이 필요하다.

갑상선의 기능

갑상선은 신체의 신진대사 조절에 중요한 역할을 하며, '갑상선호르몬'을 생산하여 혈액 속으로 분비한다. 갑상선을 이루는 세포는 여포세포와 C-세포 두 종류인데, 각기 다른 호르몬을 만들어낸다. 즉 여포세포는 갑상선호르몬을, C-세포는 칼시토닌이라는 호르몬을 만들어낸다.

이 중 갑상선호르몬은 태아 및 영유아기의 성장과 지능 발달에 꼭 필요하며, 또한 우리 몸의 신진대사를 조절한다. 신진대사란 우리 몸 밖에서 섭취한 영양분을 체내에서 분해하여 필요한 에너지를 만들고 불필요한 것을 몸 밖으로 배출해 내는 작용을 말한다.

칼시토닌이라는 호르몬은 체내 칼슘 양을 조절해 준다. 우리 몸의 칼슘 양을 조절하는 주 장기는 부갑상선과 콩팥으로, 칼시토닌은 칼슘 양 조절에 보조적인 역할을 한다.

Hospital Memo

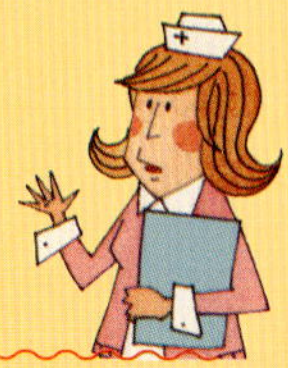

갑상선 주위 장기

부갑상선

부갑상선은 대개 갑상선 뒤쪽에 4개가 있으나, 사람에 따라 1~6개까지 그 수가 다를 수 있다. 부갑상선은 주로 혈중 칼슘 수치를 조절하는 부갑상선호르몬을 분비하는 역할을 한다.

갑상선암 수술 중 부갑상선이 같이 제거되거나 부갑상선으로 가는 혈관이 손상되는 경우에는 수술 후 저칼슘혈증으로 손·발이나 안면이 저린 증상이 나타난다. 이럴 때 혈중 칼슘 수치를 측정하면서 칼슘제제를 복용하면 증상이 호전된다.

되돌이후두신경

되돌이후두신경은 갑상선 양쪽 주위로 지나가는 가느다란 신경으로, 목소리를 만들어내고 음식을 먹을 때 기도로 음식물이 넘어가지 않도록 방패 역할을 하는 성대의 움직임을 조절한다. 되돌이후두신경은 매우 민감하여 세심한 주의에도 불구하고 수술 후 일시적인 기능저하가 나타날 수 있으며, 드물게는 영구적으로 목소리가 변하거나 사레가 들리는 합병증이 발생할 수 있다.

02

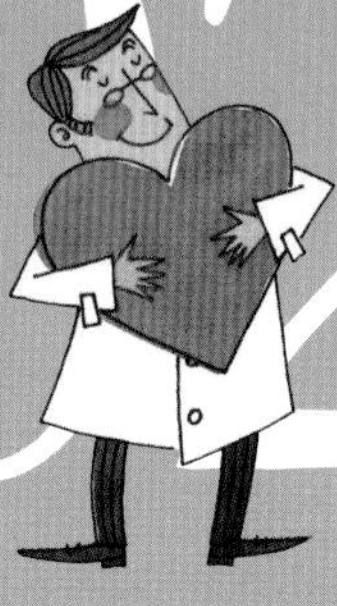

갑상선암은 왜 생길까?

종양이 쉽게 발생할 수 있는 유전적 요인을 가지고 있는 사람이 방사선에 노출되었거나 요오드 섭취가 부족한 지역 등 특정한 환경적 요인에 노출되었을 때 갑상선암이 더 잘 발생할 수 있다.

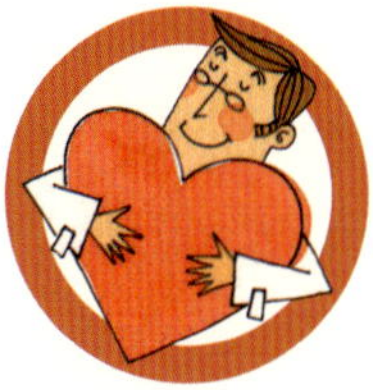

갑상선암 발생 요인

갑상선암은 갑상선 세포의 유전자 이상으로 인해 갑상선 세포가 지속적으로 증식하면서 주변 조직으로 침범 또는 전이를 일으키는 것이다. 유전적 요인 외에도 환경적인 요인이 상호 작용한다고 알려져 있다. 즉 종양이 쉽게 발생할 수 있는 유전적 요인을 가지고 있는 사람이 특정한 환경적 요인에 노출되었을 때 암이 더 잘 발생할 수 있다.

유전적 요인

갑상선암에서 관찰되는 유전자 이상에는 BRAF와 RAS 유전자 돌연변이, RET와 TRK 종양 유전자의 활성화, RET/PTC와 PAX8/PPAR γ 유전자의 재조합, P53 종양억제 유전자의 돌연변이 등이 있다.

환경적 요인

갑상선암을 일으키는 환경적인 요인으로는 방사선 노출과 요오드 부족을 들 수 있다. 방사선 노출과 연관되어 1986년 체르노빌 원전 폭발 사고 이후 갑상선암 중 갑상선 유두암이 높은 빈도로 발생하였다.

요오드는 갑상선호르몬 생성에 반드시 필요한 재료로, 요오드 섭취가 부족한 지역의 사람들은 갑상선 비대가 흔하고 갑상선 종양이나 암의 발생도 높은데, 특히 여포암과 역형성암의 빈도가 높다.

그 외 요인

일반적으로 갑상선암은 남성보다 여성에서 4배 정도 많이 발생하지만, 그 이유에 대해서는 명확하게 밝혀지지 않았다. 경구피임약이나 여성호르몬제 복용이 갑상선암 발생 위험을 증가시킨다는 증거는 없다.

십자화과 채소류(양배추, 브로콜리, 고추냉이 등)는 일부 동물실험에서 갑상선암 발생을 증가시킨다고 하였으나, 사람에게서는 발생을 증가시키지 않았고 오히려 채소류 섭취가 갑상선암 발생을 억제한다고 한다. 그리고 커피나 흡연도 갑상선암 발생과 연관이 없는 것으로 알려져 있다.

갑상선 유두암과 여포암, 즉 분화 갑상선암 환자의 약 5%에서 가족력이 관찰된다. 환자 본인을 중심으로 직계 3대에 걸쳐 갑상선암 환자가 2명 이상이 있는 경우 가족성 비수질성 갑상선암이라고 한다. 이러한 경우 유전의 가능성을 생각할 수 있다.

갑상선 수질암 환자의 최소 25~30%는 유전되며, RET 암 유전자의 돌연변이에 의하여 유전성 갑상선 수질암이 발생한다고 추정된다. 따라서 갑상선 수질암으로 진단된 경우 RET 유전자 돌연변이 검사를 하고, 만약 RET 돌연변이가 발견되었다면 가족 구성원 모두를 검사해야 한다.

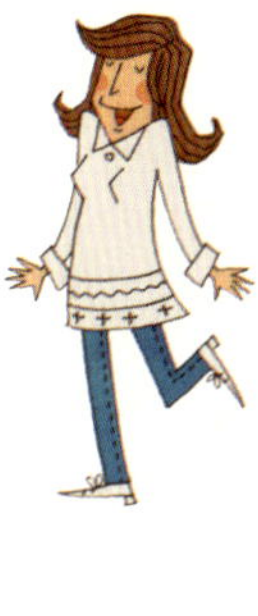

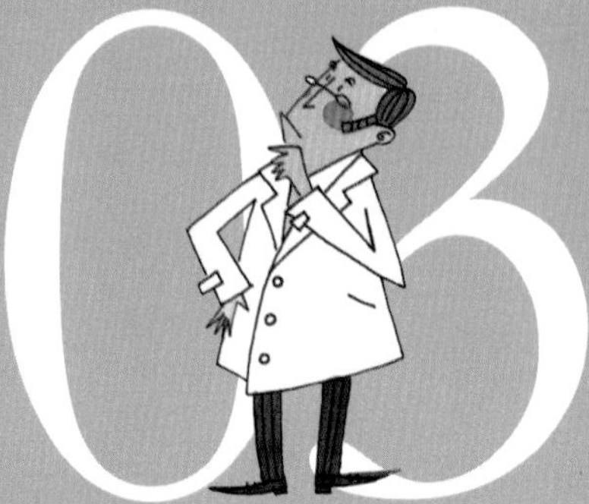

03 우리나라 발생 1위 암, 갑상선암

우리나라의 경우 갑상선암은 전체 성별에서 암발생 1위인 암이다. 가장 최근의 2019년 국가암등록통계에 따르면, 남성에서 발생하는 암 6위, 여성에서 발생하는 암 2위를 기록하였다.

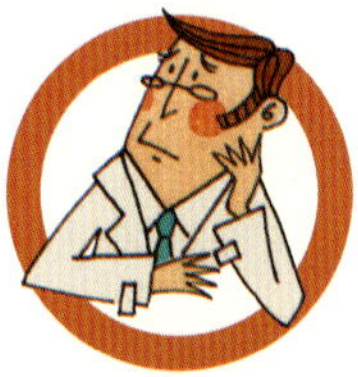

갑상선암의 증가

최근 갑상선암의 발생이 전 세계적으로 증가하고 있다. 미국 암발생 통계에 따르면 1975년에서 2009년 사이에 발병률이 100,000명당 4.9명에서 14.3명으로 약 3배가량 증가하였다.

우리나라의 경우 갑상선암은 2004~2015년까지 여성에서 암발생 1위를 기록하였고, 2009~2014년까지 남녀 전체에서 암발생 1위를 유지했다. 2015년에는 남녀 전체에서 3위로 떨어진 뒤 감소 추세를 보였으나 2019년에는 1위로 다시 올라왔다. 가장 최근의 2019년 통계에 따르면, 남성에서 발생하는 암 6위, 여성에서 발생하는 암 2위로 전체 성별에서 발생률 1위를 기록하였다.

환자 수를 보면, 2019년에만 462,151명(여성 377,586명, 남성 84,565명)이 갑상선암으로 진단되었다. 이는 대한민국 전체 인구 10만 명당 900.2명의 환자가 발생한 것으로, 연령을 보정한 표준화 발생률로는 10만 명당 637.8명의 환자가 발생한 것이다. 1999년 갑상선암으로 진단된 환자 3,325명과 비교해 보면, 연간 11.3%의 증가율을 나타내고 있다.

이러한 갑상선암의 증가 원인으로는, 우선 초음파 검사의 발달 및 미세침흡인 세포검사의 증가에 의해 주로 2cm 이하 작은 갑상선암의 진단이 늘어났다는 주장이 있다. 과거에는 손으로 만져지는 갑상선 혹에 대해서만 검사를 하였으나, 현재는 초

표 1. 우리나라 암 순위 (단위: 명, %, 명/십만 명)

순위	암종	유병자 수	백분율	조유병률	연령표준화유병률
	모든 암	2,147,503	100.0	4,183.1	2,445.6
1	갑상선	462,151	21.5	900.2	637.8
2	위	318,948	14.9	621.3	314.0
3	대장	279,717	13.0	544.9	272.8
4	유방	259,116	12.1	504.7	309.1
5	전립선	108,870	5.1	212.1	93.3
6	폐	103,108	4.8	200.8	99.5
7	간	75,261	3.5	146.6	78.1
8	자궁경부	58,983	2.7	114.9	71.0
9	신장	50,674	2.4	98.7	57.7
10	방광	39,963	1.9	77.8	36.4

출처: 보건복지부, 『국가암등록사업 연례보고서』(2019년 국가암등록통계).

음파 검사를 통해 만져지지 않는 크기의 작은 갑상선암이 조기 진단되고 있다는 것이다. 특히 우리나라는 2002년 이후 대부분의 병원에서 건강검진 프로그램에 갑상선 초음파 검사를 포함하여 검진을 함으로써 갑상선암의 조기 진단이 훨씬 용이하게 되었다.

갑상선암 증가 원인에 대한 다른 설명으로는, 갑상선염과 같은 양성 질환을 수술하였을 때 우연히 발견되는 1cm 이하의 갑상선암(이하 갑상선 미세암)이 증가했기 때문이라는 주장도 있다. 부검을 통한 연구에서는 전체 인구의 10~30%에서 갑상선 미세암이 발견되었다고 보고하고 있으며, 이는 갑상선암 수술 시 우연히 발견되는 암이 많다는 주장을 뒷받침한다.

갑상선암에 대한 미국 국가통계연구에 따르면, 1983~2006년에 갑상선 미세암은 매년 19.3%씩 증가하였으며, 같은 기간 동안 1~2cm 사이의 갑상선암은 12.3%, 2~5cm 사이의 갑상선암은 10.3%, 5cm 이상의 갑상선암은 12.0% 증가하였다. 이러한 분석은 갑상선암의 증가가 단순히 작은 크기의 암이 많이 발견되어 갑상선암의 발생이 증가한 것이 아닌, 갑상선암 증가의 다른 원인이 있음을 시사하는 것이다.

우리나라에서의 최근 10년간 소아암 발생을 보면, 갑상선암은 약 3.6배 증가하였다. 소아들은 건강검진을 받지 않는다는

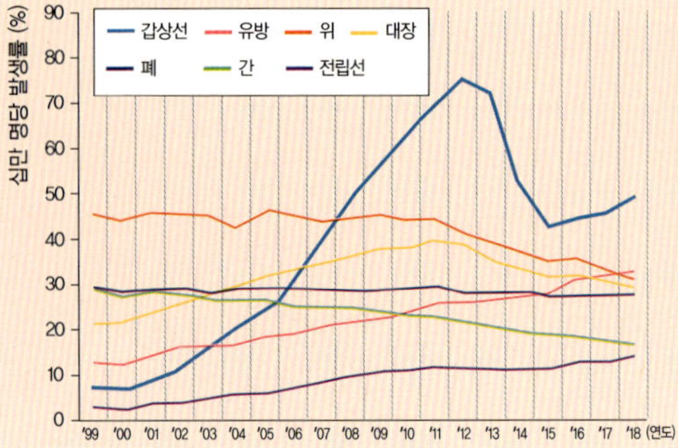

암종	최근 추이	
	발생 기간	연간 변화율(%)
갑상선	2015–2018	3.0
유방	2002–2018	4.6*
위	2011–2018	−4.5*
대장	2011–2018	−4.3*
폐	2010–2018	−0.6*
간	2009–2018	−4.1*
전립선	2015–2018	6.9*

*$p < 0.05$

출처: 2018년 국가암등록통계 발표자료.

그림 2. 주요 암 발병률과 연간 변화율

점을 감안하면 조기진단 이외의 원인에 의해 갑상선암이 증가하였을 것이라는 점을 알 수 있다.

갑상선암 증가의 또 다른 원인으로는 유전학적 원인을 들 수 있다. 2002년 스웨덴의 국가암등록자료를 이용한 연구에 따르면, 갑상선암의 유전적 소인이 다른 14개 주요 암에 비해 가장 높게 보고되었다. 또한 같은 자료를 이용한 2011년 연구에 따르면, 동아시아에서 이민 온 사람이 다른 지역 사람에 비해 약 2.2배의 높은 갑상선암 발생을 나타내었다.

우리나라의 암발생 통계에서도 가족성 갑상선암의 빈도

가 9.6%로 이탈리아(11.3%)를 제외하고는 미국(8.8%), 일본(약 4.5%), 캐나다(4.4%) 등에 비해 높은 수치를 보여 준다. 이러한 연구 결과는 갑상선암의 발생에 유전적 요인이 관여하며, 특히 우리나라 사람들에게 갑상선암 발생의 위험이 높음을 시사한다.

이와 같이 우리나라는 갑상선 초음파와 같은 프로그램이 잘 정착되어 있어 조기 진단이 용이하고, 또한 갑상선암 발생의 유전적 소인이 높은 인구학적 특성으로 인하여 갑상선암 발생이 다른 국가에 비해서 높은 증가 수치를 나타내고 있다.

전 세계적으로 갑상선암이 증가하고 특히 우리나라에서 갑상선암이 증가하고 있는 것은 대부분 갑상선 유두암의 증가에서 기인한다. 전체 갑상선암에서 갑상선 유두암이 차지하는 비율이 1980년대 약 80%에서, 2011년에는 97%를 차지할 정도로 증가하였다. 절대적인 발생률로도 갑상선 유두암은 1999년 6.0명에서 2011년 66.7명으로 연간 25.3% 증가를 나타내고 있다. 하지만 갑상선 유두암이 증가하는 기전은 아직 뚜렷이 밝혀지지 않았다.

04

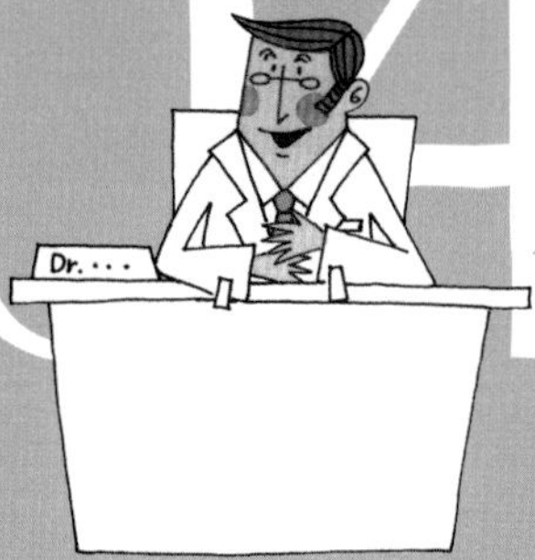

갑상선암의 일반적인 증상

갑상선암 증상으로는 목에서 혹이 만져지는 경우가 가장 많다. 암이 4~5cm 이상 커지면서 주변 구조물을 압박하거나, 크기가 작더라도 주변 조직을 침범할 때 증상이 나타나게 된다. 갑상선암이 의심되는 경우 그 진단 방법으로는 병력 청취 및 경부 촉진, 혈액 검사, 영상 검사, 미세침흡인 세포검사 등이 있다.

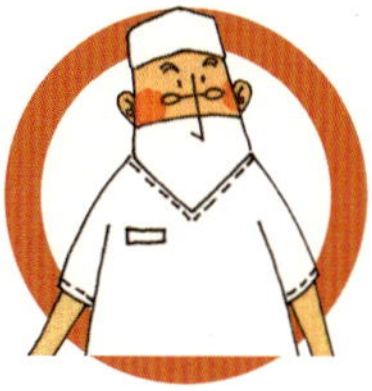

갑상선암이 의심되는 증상

갑상선암은 증상이 없이 검진에서 발견되는 경우가 대부분이다. 검진을 하였을 때 전체 인구의 19~67%에서 갑상선 결절이 발견되며, 이 중 5~10%가 갑상선암으로 진단된다.

갑상선암은 암덩어리가 4~5cm 이상 커지면서 주변 구조물을 압박하거나, 아니면 크기가 작더라도 주변 조직을 침범하는 경우에 증상이 나타나게 된다.

갑상선암 증상으로는 목에서 혹이 만져지는 경우가 가장 많다. 특히 60세 이상이거나 30세 미만인 경우, 또는 남자인 경우에는 혹이 만져지면 갑상선암을 의심하고 검사를 해야 한다.

갑상선암에 동반되는 증상

① 경부 부종 또는 종괴(가장 흔한 증상)

② 경부 통증 또는 귀 주변의 통증

③ 연하곤란

④ 호흡곤란 또는 천명(쌕쌕거리는 숨소리)

⑤ 쉰 목소리

⑥ 감기와 동반되지 않는 기침

대부분의 갑상선암은 통증을 동반하지 않으며, 급성 통증이 동반되는 경우에는 출혈이나 염증 같은 양성 질환을 시사하는 경우가 많다.

쉰 목소리가 나오는 경우는 되돌이후두신경 주변에서 갑상선암이 발생하여 성대 마비를 일으켰을 가능성을 염두에 두어야 한다. 갑상선암이 식도 주변을 압박하여 연하곤란이 나타나는 경우도 드물게 있다. 또한 갑상선암이 전이되면 전이된 장기에 따라 다양한 증상을 나타내기도 한다.

하지만 대부분은 갑상선암을 의심할 수 있는 특이적인 증상이 아닌 모호한 증상으로 나타나는 경우가 많다.

갑상선암 진단 방법

갑상선암 진단 방법으로는 병력 청취 및 경부 촉진, 혈액 검사, 경부 초음파, 미세침흡인 세포검사, 컴퓨터단층촬영(CT) 등이 있다.

병력 청취 및 경부 촉진

환자가 증상이 있어 병원을 찾아갔을 때 가장 먼저 하는 진단 과정으로, 음식물을 삼키기 힘든지, 쉰 목소리가 나는지 등의 증상과 가족력 유무 및 방사선 노출 경험 등의 병력을 청취한다. 이후 신체 검진을 통해 신체에 대한 정보를 얻게 되는데, 특히 경부 촉진은 결절의 크기 및 경도를 파악하고 주변 림프절 종대 등을 확인하는 중요한 과정이다.

혈액 검사

갑상선 기능 검사에서는 T3, 유리 T4, T4와 같은 직접적으로 갑상선에서 분비되는 갑상선호르몬과 TSH라는 뇌하수체에서 분비되는 갑상선자극호르몬을 측정한다.

갑상선암 환자에게 중요한 검사 항목으로 갑상선글로불린 검사가 있는데, 갑상선글로불린은 여포세포에서 생산되는 단백질의 한 종류로 갑상선호르몬 합성에 없어서는 안 될 필수적인 요소이다. 이 갑상선글로불린은 갑상선암 환자에서 재발을 예측하는 중요한 종양표지자로 이용되는데, 이는 정상 갑상선 세포뿐만 아니라 갑상선 암세포도 이를 만들 수 있기 때문이다. 수술로 갑상선을 모두 절제하고 난 후에는 암세포에서만 만들어지기 때문에, 이를 통하여 수술 후 갑상선암이 재발하여 갑상선글로불린을 생산하는지 관찰하는 것이 재발을 조기에 진단할 수 있는 중요한 단서가 된다.

경부 초음파

갑상선은 피부 표면에 가까이 위치하므로 초음파 검사로 관찰이 용이하다. 갑상선암을 시사하는 초음파 소견에는 여러 가지가 있다. 고형성 종괴로 주변보다 확연하게 낮은 에코 음영, 미세 또는 거대 석회화, 침상 경계, 경부림프절 종대 등이 있을 경우 갑상선암을 시사한다. 초음파로 관찰한 후 갑상선암이 의심되는 결절에 초음파 유도하 미세침흡인 세포검사를 한다.

미세침흡인 세포검사

미세침흡인 세포검사는 갑상선 결절의 양성 또는 악성 여부를 판별하는 데 가장 중요하다. 주삿바늘을 이용하여 환자의 목 피부를 통해 초음파를 보면서 안전하게 시행할 수 있는 간편

한 검사이다. 대개는 한두 번 흡인으로 검사가 끝나지만, 결절이 여러 개이거나 결절의 석회화가 심한 경우에는 여러 번 시도할 수도 있다. 이렇게 흡인한 세포를 현미경으로 관찰하고, 필요한 경우 특수염색 과정을 거쳐 암의 유무를 판단하게 된다. 환자가 출혈 경향이 있거나 항응고 치료를 받고 있는 경우에는 검사 전에 의료진과 충분하게 상의한 후 검사해야 한다.

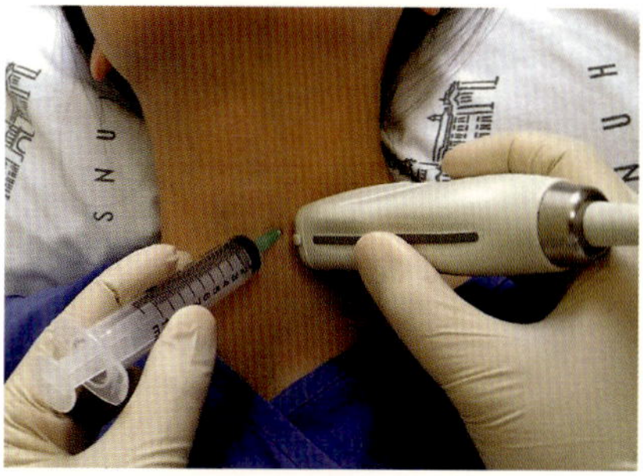

그림 3. 미세침흡인 세포검사

컴퓨터단층촬영(CT)

컴퓨터단층촬영은 갑상선암으로 진단된 환자에게 수술 전 암의 림프절 전이 여부를 확인하거나 수술 계획을 결정하는 데 도움을 준다. 주위 조직(림프절, 기관, 식도 등)으로 암이 얼마나 전이되었는지 이 검사를 통해서 파악하고 효과적인 수술적 접근을 할 수 있다. 아울러 검사 시 포함되는 폐의 상부, 뇌의 하부 및 주변 골격계를 관찰함으로써 원격 전이 여부에 대한 정보도 얻을 수 있다.

05

갑상선암의 종류

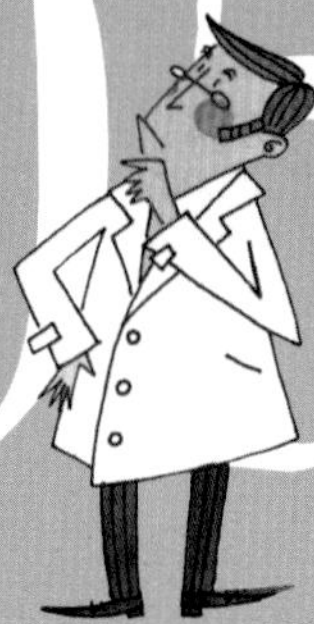

갑상선암은 전체 갑상선 결절 중 약 5~10%만 해당하며, 현미경적인 소견에 따라 유두암, 여포암, 수질암, 역형성암 등으로 나눌 수 있다. 이들은 모양뿐 아니라 자라는 속도, 진행 방식, 예후 등이 다르므로 그 차이를 아는 것이 매우 중요하다.

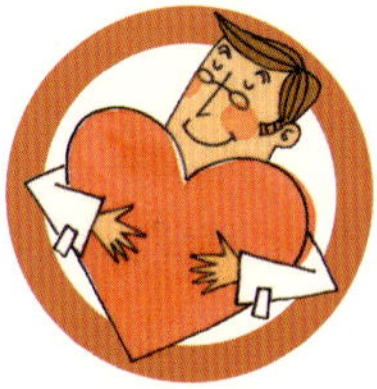

갑상선암의 종류

갑상선을 현미경으로 관찰해 보면 갑상선호르몬을 분비하는 여포세포와 칼시토닌을 분비하는 C-세포로 이루어져 있다(그림 1 참조). 갑상선 여포세포에서 발생하는 암은 분화가 좋은 암과 나쁜 암으로 나눌 수 있는데, 분화가 좋다는 말은 정상세포와 많이 닮아 있다는 것이고, 분화가 나쁘다는 말은 정상세포와 많이 다르다는 뜻이다.

분화가 좋은 분화암에는 유두암, 여포암(허들세포암 포함)이 있으며, 분화가 나쁜 미분화암에는 역형성암이 있다. 또한 여포세포가 아닌 C-세포에서 발생하는 수질암이 있다.

유두암

전체 갑상선암의 90% 이상을 차지하는 유두암은 최근 우리나라에서 급증하는 추세이며, 조기 건강검진을 통해 발견되는 갑상선암의 대다수가 유두암으로 그 비중은 더 늘어날 것으로 보인다.

유두암은 자라는 속도가 느려 갑상선암 중 예후가 가장 좋다고 알려져 있으며, 수술 후 10년 생존율이 약 95%이다. 하지만 30% 정도에서는 양쪽 엽을 다 침범하고 갑상선 주변 림프절 침범도 빈번하게 관찰된다. 드물게 폐나 뼈 등 다른 부위로 원격 전이하는 경우도 있다.

여포암

전체 갑상선암 중 약 5%를 차지하는 여포암은 최근 유두암에 비해 상대적으로 빈도가 줄어들고 있는 추세이다. 유두암과 마찬가지로 여포세포에서 기원한 암이지만, 림프절 전이보다는 원격 전이를 잘 한다. 혈액을 따라서 폐, 뼈, 뇌 등으로 전이하며, 발견 및 진단 시 이미 원격 전이가 일어난 경우도 드물지 않게 볼 수 있다.

유두암과 달리 어느 정도 진행된 상태에서 진단되는 경우가 많아 예후가 좀 더 나쁜 것으로 알려져 있다.

수질암

수질암은 갑상선암 중 약 1~2%를 차지하며, 유두암, 여포암과는 다르게 갑상선 여포세포가 아닌 C-세포에서 기원한다.

C-세포는 칼시토닌이라는 호르몬을 분비하는데, 수질암에서는 칼시토닌이 상승하므로 혈액 내 칼시토닌 측정이 수질암의 진단과 치료 후 재발을 판단하는 중요한 지표이다.

수질암 중 약 25%는 가족성 수질암으로 부모로부터 물려받은 RET 암유전자의 돌연변이에 의해 발생하고, 나머지 75%는 가족력 없이 생긴 산발성 수질암이다.

산발성 수질암이 주로 40~50대에 호발하고 한쪽 엽에 국한된 데 비해, 가족성 수질암은 20~30대에 생기며 양쪽 엽을 모두 침범한 경우가 많다.

조기에 발견된 갑상선 수질암은 예후가 좋아 10년 생존율이 90%까지 보고되지만, 그렇지 않은 경우는 예후가 급격히 나빠진다.

가족성 수질암은 유전자 검사를 통해 RET 암유전자의 돌연변이를 확인하면 조기에 진단이 쉽게 이루어진다. 아울러 환자가 가족성 수질암으로 진단되면 다른 가족들도 모두 유전자 검사를 하며, 만약 돌연변이가 발견되면 갑상선 수질암이 발생할 가능성이 매우 높으므로 예방적 갑상선 제거술을 시행할 수 있다.

산발성 수질암은 아직까지 수술 전 진단이 어려운 편이며, 미세침흡인 세포검사에서 진단이 쉽지 않고 수술 후 병리조직 검사에서 확인되는 경우가 많다.

역형성암

역형성암은 전체 갑상선암의 2% 이하를 차지하는 드문 암으로, 갑상선 분화암(유두암, 여포암)이 오랜 시간이 지나 돌연변이를 일으켜 생기는 것으로 알려져 있다. 발병 연령대도 60대로 다른 갑상선 분화암에 비해 늦다.

매우 빠른 성장 속도를 보이기 때문에 기도나 식도를 압박하여 호흡곤란, 목소리 변성, 연하곤란 등의 증상이 흔히 나타난다.

수술, 외부 방사선 조사요법, 화학요법 등 다양한 치료를 시도해 볼 수는 있지만, 예후가 매우 불량하여 대부분 1년 이내에 사망한다.

갑상선암의 병기

병기란 암이 진행한 정도를 나타내는 지표로 1기부터 4기까지 구분하며, 병기가 높을수록 더 진행된 상태를 의미한다. 병기에 따라 환자의 치료법을 결정하고 재발 가능성 및 생존율을 예측할 수 있다.

표 2. 갑상선암의 병기(TNM 병기, AJCC 8판)

병기	55세 이전	55세 이후
1기	원격 전이가 없는 경우	암의 크기가 4cm 이하이면서 갑상선 피막을 뚫고 나가지 않았고 림프절 전이가 없는 경우
2기	암의 크기에 관계없이 원격(폐, 뼈, 간 등) 전이가 있는 경우	암의 크기에 상관없이 림프절 전이가 있거나 피막을 뚫고 나간 경우
3기	해당 없음.	림프절 전이와 상관없이 갑상선 주위 기도, 식도, 되돌이후두신경 등을 침범한 경우
4기	해당 없음.	A. 어느 크기의 암이라도 목 뒤에 있는 척추막을 침범하거나 암이 목동맥을 둘러싼 경우, 또는 종격의 혈관을 침범했을 경우 B. 어느 크기의 암이라도 원격 전이가 있는 경우

표 3. TNM 병기에 따른 생존율(AJCC 8판) (단위: %)

병기	10년 생존율
1기	99.8
2기	88.3
3기	72.4
4기	71.9

갑상선 분화암(유두암, 여포암)의 생존율

유두암은 갑상선암 중 가장 흔한 암으로 전체 갑상선암의 90% 이상을 차지하며, 이에 비해 여포암은 전체 갑상선암의 약 5%를 차지한다. 이 두 종류의 암종 모두 갑상선 여포세포에서 유래하며, 정상 갑상선 여포세포처럼 요오드를 섭취하여 갑상선호르몬을 만드는 특성을 가지기 때문에 갑상선 분화암이라고 부른다.

갑상선 분화암은 요오드를 섭취하기 때문에 갑상선암 수술 후 방사성 요오드 치료를 할 수 있다. 방사성 요오드 치료는 갑상선 분화암에 탁월한 치료 효과를 보이며, 이로 인해 갑상선 분화암은 예후가 좋다. 가장 최근의 자료를 토대로 분석하였을 때, 갑상선 분화암의 경우 10년 생존율이 97.5%, 20년 생존율이 96.9%에 이른다.

갑상선 분화암 중 여포암의 경우에는 유두암에 비해 혈액을 타고 폐나 뼈, 뇌 등의 부위로 퍼져나가는 성질이 있어 유두암에 비해 예후가 조금 더 나쁘다.

갑상선 수질암의 생존율

수질암은 전체 갑상선암의 약 1~2%를 차지하며, 조기 발견하여 치료할 경우 10년 생존율이 90%까지 보고될 정도로 예후가 좋다. 하지만 조기에 발견하지 못했을 경우에는 예후가 급격히 나빠져 수질암의 10년 생존율은 50~60%로 감소한다. 따라서 갑상선 수질암은 조기 발견하여 치료하는 것이 무엇보다 중요하다.

한편, 수질암은 20~30%에서 가족력을 갖는다고 알려져 있다. 이는 RET라는 암유전자의 돌연변이로 인해 유전성 수질암이 발생하기 때문이다. 이 RET 암유전자는 10번 염색체에 위치하여 상염색체 우성 유전의 형태로 다음 세대로 전달된다.

RET 암유전자와 연관된 질환으로는 수질암으로만 유전되어 나타나는 가족성 수질암과, 수질암과 함께 다른 질병을 동반하여 나타나는 제2형 다발성 내분비종양(MEN 2)이 있다. 이 제2형 다발성 내분비종양은 임상 양상에 따라 다시 MEN 2A와 MEN 2B로 나누어진다(49쪽 참조).

MEN 2B에 동반되어 나타나는 수질암은 MEN 2A나 일반적인 수질암보다도 예후가 좋지 않다.

갑상선 역형성암의 생존율

역형성암은 매우 드물어 전체 갑상선암의 1% 미만이지만, 예후가 매우 나빠 대부분 1년 이내에 사망한다. 종양의 성장이 빨라 갑상선 주위의 구조물, 즉 기도나 식도를 눌러 호흡곤란, 연하곤란과 같은 증상을 유발하게 된다.

역형성암 환자의 15~50%는 진단 시 이미 광범위한 침윤이나 원격 전이를 동반하는데, 원격 전이의 90%는 폐와 흉막 전이이며, 5~15%는 골 전이, 5%는 뇌 전이이다.

하지만 아직까지 역형성암에 대한 효과적인 치료법은 없는 실정이며, 따라서 생존율은 매우 좋지 않다. 역형성암 진단 시점으로부터 중앙 생존기간은 3~7개월, 1년 생존율은 25%, 5년 생존율은 5%에 불과하다.

진단 시 종양이 경부에 국한되어 있는 경우 평균 생존기간은 8개월, 그렇지 않으면 3개월 정도이다.

Hospital Memo

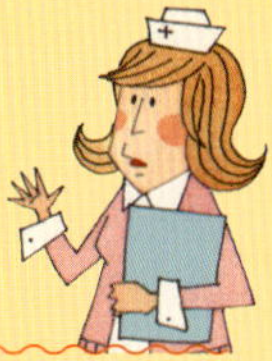

갑상선기능항진증과 갑상선기능저하증

갑상선기능이상증에는 갑상선호르몬이 정상보다 많이 만들어지는 갑상선기능항진증과, 갑상선호르몬이 충분히 만들어지지 못하는 갑상선기능저하증이 있다.

갑상선기능항진증은 대부분 그레이브스 병에 의하여 발생한다. 갑상선이 커져 목 부위가 불룩 튀어나오거나 갑상선이 과도하게 커져 기도를 압박하면 답답한 증상이 발생할 수 있다. 식사를 잘 하는데도 체중이 감소하고 맥박이 빨라지면서 가슴이 두근거리는 증상이 나타날 수 있으며, 더위를 많이 타고 땀이 많이 나거나 쉽게 피로감을 느끼며, 나중에는 안구가 돌출되거나 사시가 발생하는 경우도 있다. 치료에는 약물 치료, 방사성 동위원소 치료, 수술적 치료가 있는데, 이 중 항갑상선제를 경구로 투여하는 약물 치료가 우리나라에서 흔히 사용되는 치료법이다. 암이 의심되거나 약물 치료, 방사성 동위원소 치료에 실패한 경우에는 수술을 하기도 한다.

갑상선기능저하증은 하시모토 갑상선염, 수술, 요오드 섭취 부족 등에 의해 발생할 수 있는데, 증상이 모호하고 서서히 나타나므로 진단이 어려운 경우가 많다. 주로 과도한 피로감, 체중 증가, 변비, 건망증 등을 호소한다. 에너지 요구량이 감소하기 때문에 몸에서 필요로 하는 에너지가 줄고 자연스럽게 식욕이 떨어진다. 치료에는 자연적으로 만들어지는 갑상선호르몬을 대체할 수 있는 합성 갑상선호르몬제가 사용된다.

06

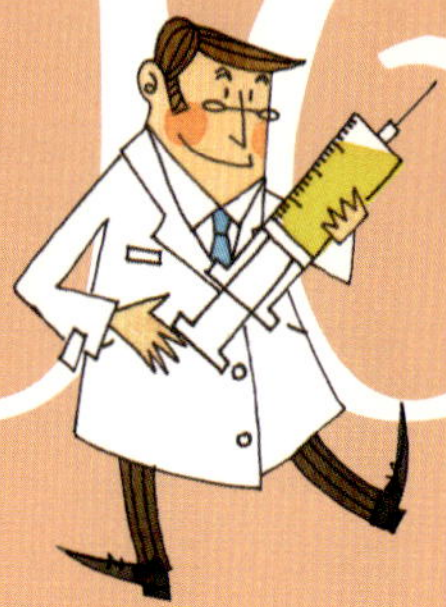

가장 흔한 갑상선 유두암

갑상선 유두암은 전체 갑상선암 중 가장 흔히 발견되는 암이다. 특히 최근 우리나라에서 건강검진으로 조기에 발견되는 갑상선암의 대다수가 갑상선 유두암으로 전체 갑상선암의 90% 이상을 차지한다.

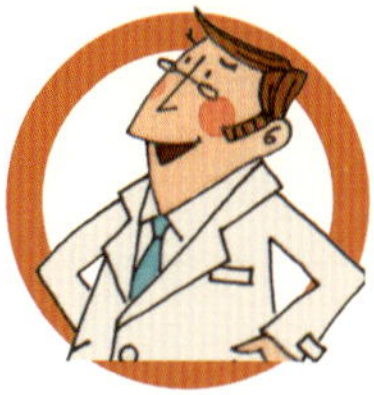

갑상선 유두암의 특징

최근 우리나라에서 건강검진으로 조기에 발견되는 갑상선암의 대다수가 갑상선 유두암으로, 전체 갑상선암의 90% 이상을 차지한다.

갑상선 유두암은 천천히 자라는 암이고 예후도 갑상선암 중 가장 좋아서 10년 생존율이 약 95%에 달한다. 이는 갑상선 유두암을 진단받은 사람이 10년 후에 생존해 있을 가능성이 95% 정도라는 뜻이다.

갑상선 유두암은 한쪽 엽에만 있을 수도 있지만, 약 30%에서 양쪽 엽을 다 침범하고, 또 갑상선 주변 림프절 침범도 약 20~90%에서 관찰되는데, 이러한 경우에도 적절한 치료를 받으면 치유될 수 있다. 그러나 드물지만 폐나 뼈 등 다른 부위로 원

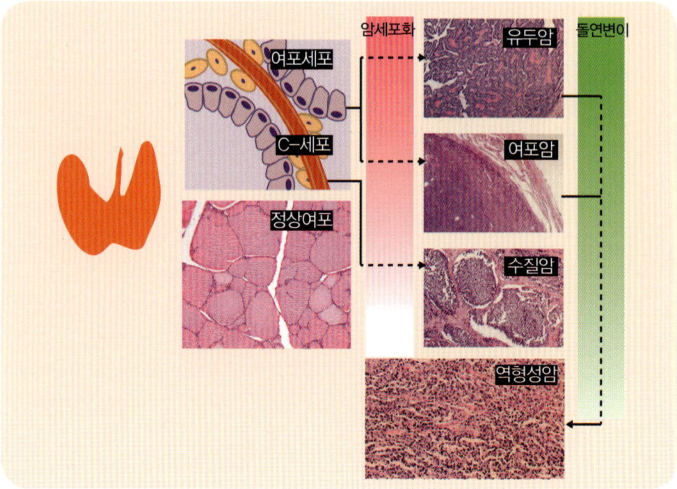

그림 4. 갑상선암의 종류별 성상(性狀)

출처: 윤여규(2007), 『패밀리닥터시리즈 갑상선암』, 아카데미아.

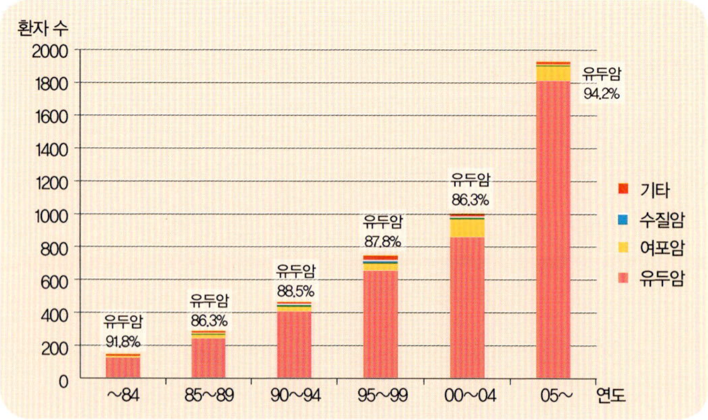

그림 5. 서울대학교병원 갑상선암 환자의 조직학적 분류

출처: Bo Youn Cho et al.(2013), "Changes in the Clinicopathological Characteristics and Outcomes of Thyroid Cancer in Korea over the Past 4 Decades," *Thyroid*.

격 전이하는 경우도 있다.

갑상선 유두암을 현미경으로 관찰하면 전형적인 유두암의 모양과는 조금 다른 종류들을 볼 수가 있는데, 이런 것들을 유두암의 변종이라고 한다. 유두암의 변종에는 여포성 변종, 키큰세포 변종, 원주세포 변종, 미만성 경화성 변종 등이 있는데, 이 중 흔한 형태인 여포성 변종은 전형적인 갑상선 유두암과 비슷하게 예후가 좋고, 키큰세포 변종과 미만성 경화성 변종은 상대적으로 예후가 나쁜 것으로 알려져 있다.

Hospital Memo

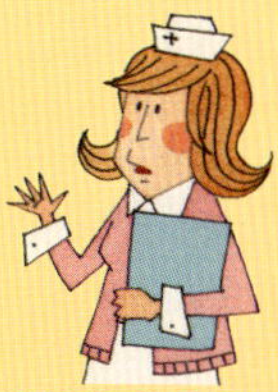

갑상선 유두암 사례

34세 여자 환자가 검진에서 발견된 갑상선 결절로 내원하였다. 미세침흡인 세포검사 결과 갑상선 유두암으로 진단되었고, 환자는 목에 흉터가 남지 않는 로봇 수술을 받기로 결정하였다. 환자는 겨드랑이와 유두 부위에 작은 절개가 필요한 로봇 갑상선 전절제 수술을 받았고, 수술 3일 뒤 합병증 없이 퇴원하여 직장에 복귀하였다.

07

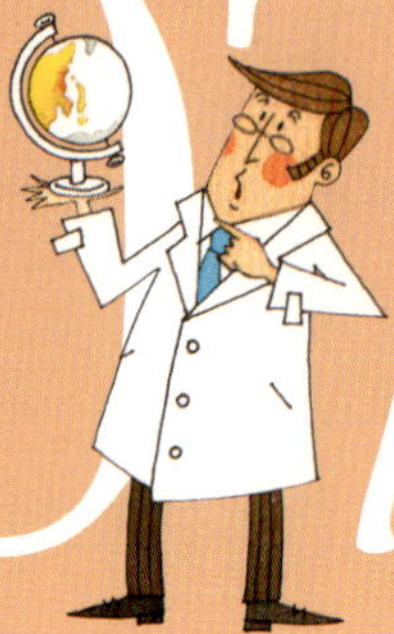

갑상선 수질암은 무엇인가?

전체 갑상선암의 약 1~2%를 차지하는 갑상선 수질암은 우리나라와 일본 등 동양에서는 서양에 비해 드물게 나타나며, 일부에서 부모로부터 물려받은 RET 암유전자의 돌연변이에 의해 발병한다.

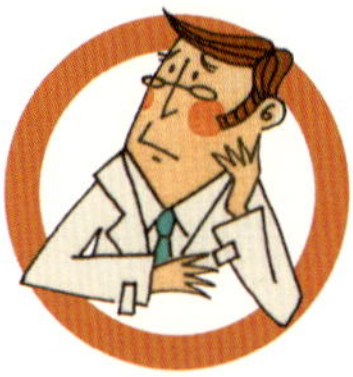

갑상선 수질암의 특징

갑상선 수질암은 전체 갑상선암의 약 1~2%를 차지하며, 우리나라와 일본 등 동양에서는 서양에 비해 드물게 나타난다. 이 암은 분화 갑상선암과 달리 여포세포가 아닌 C-세포에서 생긴다.

갑상선 수질암의 특징 중 하나는 환자 5명 중 1명이 부모로부터 물려받은 RET 암유전자의 돌연변이에 의해 발병한다는 것이다. 이와 같이 유전되어 가족 구성원 사이에서 나타나는 갑상선 수질암을 '가족성 갑상선 수질암'이라 하고, 가족력 없이 생긴 갑상선 수질암을 '산발성 갑상선 수질암'이라고 한다.

가족성 갑상선 수질암과 산발성 갑상선 수질암 비교

가족성 갑상선 수질암은 산발성 갑상선 수질암과 다른 특징이 있다. 산발성 수질암이 40~50대에 호발하고 한쪽 엽에 국한된 경우가 많은 반면, 가족성 갑상선 수질암은 주로 20~30대 젊은 나이에 발생하며 90% 이상이 양쪽 엽에 모두 발생한다.

갑상선 수질암은 비교적 천천히 자라는 경우가 많아 조기에 발견되어 갑상선 내에 국한되며, 림프절 전이가 없는 경우에는 10년 생존율이 90%까지 보고될 정도로 예후가 좋지만, 그렇지 않은 경우에는 예후가 급격히 나빠진다. 따라서 조기 발견과 치료가 매우 중요하지만, 약 50%의 환자는 진단 시 림프절 전이가 발견될 정도로 진행된 상태로 발견된다.

산발성 갑상선 수질암은 수술 전 미세침흡인 세포검사에서 진단이 어려워 수술 후 병리조직 검사에서 확인되는 경우가 많다. 반면 가족성 갑상선 수질암은 유전자 검사를 통해 RET 암유전자의 돌연변이가 발견되면 쉽게 진단할 수 있다.

갑상선 수질암 환자에서 RET 암유전자의 돌연변이 유무를 검사하여 가족성 갑상선 수질암 여부를 판정하고, 환자가 가족성 갑상선 수질암으로 판명되면 환자의 가족 모두 유전자 검사를 해야 한다. RET 암유전자의 돌연변이가 있으면 갑상선 수질암이 발생할 확률이 매우 높으므로, 이를 예방하기 위해 가능한 한 조기에 갑상선 제거 수술을 받아야 하기 때문이다.

가족성 갑상선 수질암은 10번 염색체에 위치한 RET 암유전자에 의해 상염색체 우성 유전된다. 가족성 갑상선 수질암이 다른 내분비종양들과 동반되어 나타나는 경우 제2형 다발성 내분비종양 2형(MEN 2)이라고 한다. 다발성 내분비종양 2형은 다시 임상 양상에 따라 다발성 내분비종양 2A형(MEN 2A)과 다발성 내분비종양 2B형(MEN 2B)으로 세분된다.

다발성 내분비종양 2A형 환자는 갑상선 수질암과 부신의 갈색세포종, 부갑상선 과증식증이 함께 나타날 수 있다. 부신은 양쪽 신장 위에 위치해 있는데, 여기에 갈색세포종이 생기면 잘 조절되지 않고 급격히 변화하는 고혈압이 나타날 수 있다. 부갑상선 과증식증은 부갑상선호르몬이 너무 많이 생산되어 몸속에 칼슘이 많아짐으로써 신장결석 등의 문제를 일으킬 수 있다.

다발성 내분비종양 2B형 환자는 갑상선 수질암과 부신의 갈색세포종, 입술이나 혀에 점막성 신경종이 함께 나타나거나, 사지와 손 및 발가락이 긴 마르판 증후군의 신체적 특징을 보인다.

갑상선 수질암의 예후

갑상선 수질암의 예후는 유두암이나 여포암보다 나빠서 10년 생존율이 50~60% 정도이다. 세부적으로는 가족성 갑상선 수질암 중 다발성 내분비종양 2A형이 가장 양호하고, 다음이 산발성 갑상선 수질암이며, 다발성 내분비종양 2B형의 예후가 가장 나쁘다.

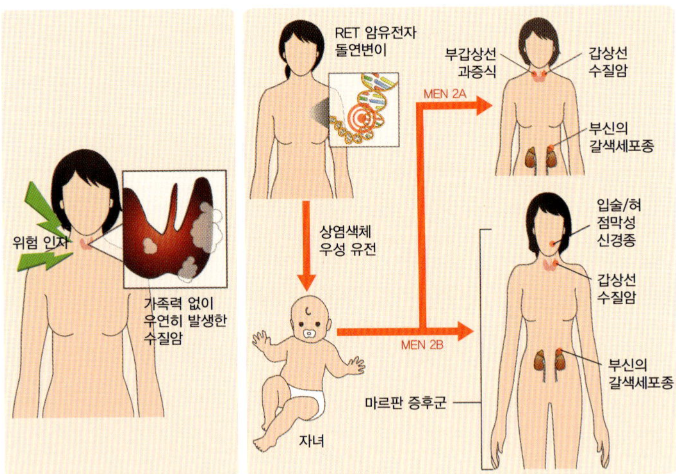

그림 6. 갑상선 수질암의 종류

출처: 윤여규(2007), 『패밀리닥터시리즈 갑상선암』, 아카데미아.

Hospital Memo

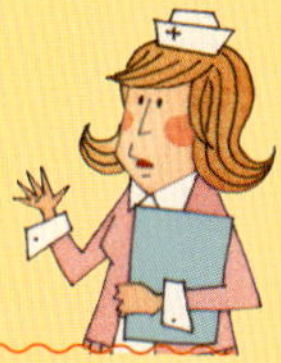

갑상선 수질암 사례

52세 남자 환자가 목소리가 변하는 증상으로 내원하였다. 1년 전부터 목에 다발성 혹들이 만져지더니 한 달 전부터 목소리가 쉬었다고 한다. 경부 초음파 검사 결과 갑상선에 다발성 종괴가 보여 미세침흡인 세포검사를 하였고, 검사 결과는 갑상선 수질암이었다.

환자는 원격 전이에 대한 검사 및 유전자 검사를 하고, 흉부 종격동에 전이가 의심되어 갑상선 및 주변 림프절은 갑상선외과에서, 종격동 원격 전이는 흉부외과에서 협진 수술을 하였다. 갑상선 종괴는 목소리를 담당하는 되돌이후두신경을 완전히 감싸고 있었다.

의료진은 이 병변을 목소리가 쉬게 한 원인으로 보고 전이 종괴와 함께 신경을 위아래로 함께 절단하고 종괴 절제 후 신경을 다시 연결하는 수술을 하였다.

수술 직후 환자는 목소리가 변하였지만, 1년간의 재활 치료 후 원래대로 회복되었다. 수술 후 2년간 외래에서 진료를 받았으며, 현재까지 재발하지 않았다.

08

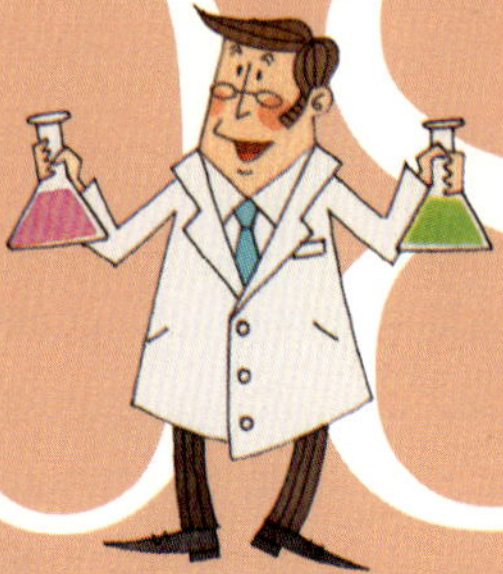

갑상선암도 전이가 되나?

갑상선암도 다른 암과 마찬가지로 신체의 다른 부위로 전이된다.

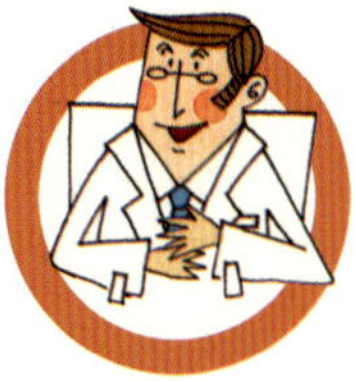

갑상선암의 성장과 전이

갑상선암도 다른 암과 마찬가지로 하나의 암세포에서 시작한다. 지수모델 이론에 따라 암세포가 20회 세포분열을 하면 직경 1mm 정도의 종양을 형성하고, 30회 세포분열을 반복하면 직경 1cm, 무게 1g의 종양을 형성하여 임상적으로 진단이 가능해진다. 하지만 암의 성장 속도는 암의 특성 및 여러 가지 상황에 따라 다양한 차이를 나타내기도 한다. 이러한 갑상선암의 분열과 성장은 발생 부위를 중심으로 다른 암에서처럼 일정 크기 이상으로 커진 후에는 신체의 다른 부위로 전이된다.

갑상선암의 전이는 크게 림프절 전이와 원격 전이로 나누어진다.

림프절 전이

림프절 전이는 림프관을 타고 경부림프절로 전이를 하는 것이다. 유두암은 갑상선 주위의 경부림프절을 통해 퍼져나가지만 원격 전이가 적다. 유두암의 경부림프절 전이는 나이가 어릴수록 더 많이 나타나는 경향이 있는데, 림프절 전이가 있더라도 적절한 치료를 받으면 예후에 큰 영향을 주지 않는 것으로 알려져 있다.

반면, 여포암은 혈관을 통해 더 흔히 원격 전이되지만, 림프절 전이는 적다. 여포암과 수질암에서는 림프절 전이를 동반할 경우 예후가 나쁘다.

원격 전이

림프관이나 혈관을 통해 다른 장기로 전이를 하는 원격 전이는 역형성암, 수질암, 여포암, 유두암의 순으로 많이 발생하며, 흔히 폐와 뼈, 뇌, 간 등으로 전이한다.

원격 전이가 있는 경우에는 일반적으로 예후가 나쁘지만, 갑상선 분화암(유두암과 여포암)의 경우에는 원격 전이가 있다고 해도 수술 후 방사성 요오드 치료에 잘 반응하는 경우도 있어 좋은 예후를 기대할 수 있다.

Hospital Memo

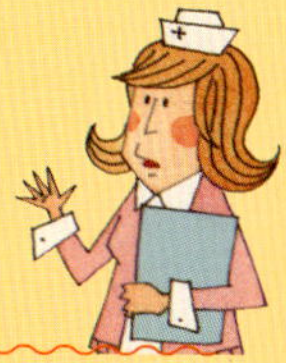

갑상선암 조기 검진의 중요성 사례

23세 남자 환자가 경부의 다발성 종괴로 내원하였다. 환자는 5년 전부터 목이 쉬었다고 한다. 최근 목 전체에 여러 개의 혹이 만져져 미세침 흡인 세포검사 결과 경부림프절 전이를 동반한 갑상선암으로 진단되었다.

환자는 즉시 입원하여 갑상선 전절제 및 양측 경부림프절 절제 수술을 받았고, 1년이 지난 지금까지도 방사성 요오드 치료를 받고 있다. 수술 소견상 갑상선암이 목소리를 조절하는 되돌이후두신경을 침범하고 있어 이를 절단해야 했다. 환자는 젊은 나이에 목소리를 잃고 병원 치료를 받느라 직장생활과 대인관계에 큰 어려움을 겪고 있다.

5년 전 증상이 나타났을 때 초음파 검사를 하지 않았으니 지금 와서 알 방법은 없지만, 만약 그때 일찍 진단을 했다면 수술 범위도 줄어들고 수술 후 치료 횟수나 강도도 줄일 수 있었을 것이다.

최근 일부 비전문가들이 갑상선암의 조기검진을 반대하고 있는데, 한 환자의 인생과 생명은 절대 돈으로 환산할 수 없다. 갑상선암도 다른 암과 마찬가지로 조기에 발견하면 수술 범위도 줄일 수 있고, 간단한 치료로 더 나은 삶을 누릴 수 있다.

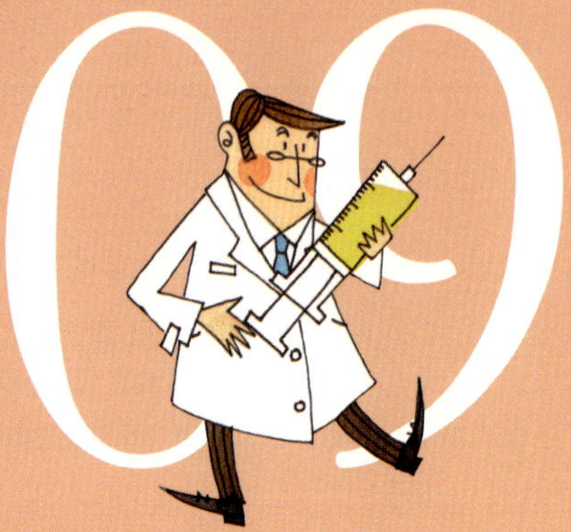

갑상선암, 어떻게 치료해야 하나?

갑상선암 치료에는 수술과 갑상선호르몬 치료, 방사성 요오드 치료가 대표적인 치료 방법이다. 이 외에도 외부 방사선 조사, 항암 치료 등이 있다.

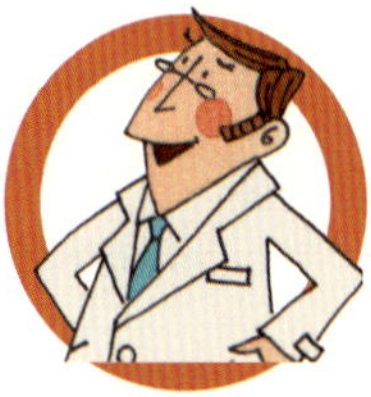

갑상선암의 치료

수술

수술은 갑상선암 치료의 기본이다. 전이가 있는 경우에도 수술을 먼저 고려해야 한다. 다른 암에서와 달리 다른 장기에 전이가 있는 환자에서도 수술을 통해 가능한 많은 암 조직을 제거하고 이후 방사성 요오드 치료를 병행하면 많은 경우 장기 생존이 가능하기 때문이다.

갑상선암에서는 일반적으로 갑상선 전절제술을 하게 되지만, 암종과 병기에 따라 수술 범위가 조금씩 달라질 수 있다. 예를 들어, 크기가 1cm 미만의 단일 병소로 갑상선 내에 국한되어 있고 주변 경부림프절 전이가 없는 저위험군 유두암 환자에게는 갑상선 엽절제술을 고려할 수 있다.

유두암에서는 진단 시 20~90% 림프절 전이가 있으며, 이 경우 림프절 절제술을 동시에 시행한다. 유두암의 림프절 전이는 갑상선과 기도 근처 중앙경부림프절을 먼저 침범하는 경향이 있어 중앙경부림프절 절제술을 같이 시행한다. 조직 검사 혹은 세포 검사를 통해 경부의 큰 혈관 외측에 흩어져 있는 측경부림프절 전이가 확인되면 측경부림프절 절제술을 같이 시행한다.

여포암이나 허들세포암은 수술 전 검사를 통해 악성으로 진단하기 어려워 종양이 있는 엽만을 제거하는 엽절제술을 먼저 시행하고, 최종 조직 검사에서 악성으로 확진된 경우 나머지 엽까지 제거하는 것이 일반적이다.

수질암의 경우 분화암에 비해 예후가 좋지 않아 갑상선 전절제술과 중앙경부림프절 절제술을 같이 하게 되며, 측경부림프절 전이가 의심되면 측경부림프절 절제술도 함께 한다.

갑상선호르몬 치료

갑상선암으로 수술 받은 환자는 갑상선암 재발을 줄이기 위해 갑상선호르몬제를 복용한다. 갑상선 분화암은 갑상선자극호르몬 수용체를 가지고 있어 갑상선자극호르몬에 반응하여 암세포 성장이 증가한다. 갑상선 분화암으로 수술 받은 환자에게 갑상선호르몬제를 투여하면 갑상선자극호르몬의 분비를 억제하여 갑상선암의 재발을 감소시킨다.

방사성 요오드 치료

갑상선 유두암과 여포암 등 갑상선 분화암은 정상 갑상선 세포와 같이 요오드를 흡수한다. 인체에 흡수된 요오드의 방사선 양을 영상화한 것이 진단을 위해 사용하는 갑상선 스캔이고, 방사성 요오드를 이용하여 갑상선암 세포를 파괴하는 것이 방사성 요오드 치료이다.

방사성 요오드 치료는 방사선 피폭을 고려해야 하기 때문에 모든 환자에게 시행되는 치료법은 아니며, 잔여 병소의 존재나 재발 위험도에 따라 고려하게 된다. 즉 환자의 나이나 병소의 크기 및 개수, 조직형, 주위 조직 침범 여부, 림프절 전이, 원격 전이 등을 종합하여 치료 여부를 결정한다.

외부 방사선 조사

외부 방사선 조사는 병리학적으로 혹은 육안적으로 잔류암이 있을 때, 피막 외 침범이 있을 때, 혹은 광범위한 림프절 전이와 같이 국소 재발의 위험이 높을 때 고려할 수 있다. 또한 갑상선암이 상당히 진행되어 호흡장애가 있거나 뼈 전이로 인한 암성 통증이 수반될 경우 완화 치료로 사용되기도 한다.

외부 방사선 조사는 몸 밖에서 암이 있는 부위에 방사선을 쏘이는 치료법으로, 주변 정상 조직 역시 파괴되는 부작용이 수반된다. 그러므로 피부에 화상을 입거나 피로감이 심해지는 등의 증상이 있을 수 있다.

항암 치료

갑상선 분화암의 경우 일반적으로 보조적 항암제 사용은 도움이 되지 않지만, 일부 국소적으로 암이 진행된 환자에게 외부 방사선 조사를 하는 경우 항암 치료를 고려할 수 있다. 전이 병소를 가진 갑상선 분화암 환자의 경우에도 방사성 요오드 치료에 반응이 없는 진행성 갑상선암에서 시도해 볼 수 있다.

갑상선 역형성암에서는 수술 여부와 상관없이 방사선 민감제로 항암제를 투여하면서 외부 방사선 조사를 병용하는 등의 복합 치료를 권고하고 있다.

기타 치료

현재 갑상선 암세포의 증식과 연관된 신호전달 경로를 차단하는 약제와 갑상선 암세포의 고사를 유도하고 성장을 억제하는 유도체 등이 임상시험 및 연구개발 중이며, 이 외에도 면역조절제, 유전자 치료법 등에 대한 연구가 활발하게 진행되고 있다.

Hospital Memo

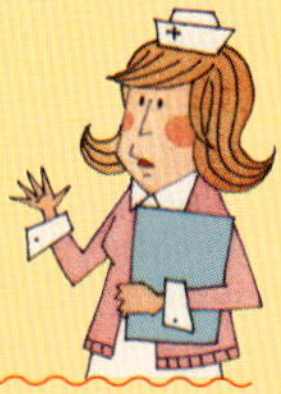

1cm 이하의 갑상선암도 수술해야 하나?

1cm 이하 크기의 갑상선 유두암을 갑상선 유두 미세암이라 하는데, 전체 갑상선암의 약 70%를 차지한다. 갑상선 유두 미세암이라고 해도 1cm 이상 크기의 다른 갑상선 유두암과 그 임상적 특성은 같다. 따라서 환자의 나이나 성별, 종양의 갑상선 피막 침범 여부, 다발성 병변, 경부림프절 전이 여부 등과 같은 예후 인자를 고려하여 갑상선 절제술 및 방사성 요오드 치료 등이 필요할 수 있다.

최근 문헌에 따르면, 갑상선 유두 미세암이라도 50% 이상에서 종양이 갑상선 피막을 벗어날 수 있고, 35% 정도에서는 경부림프절 전이가 있으며, 40% 이상에서는 다발성 병변이 관찰된다. 또한 갑상선암의 불량한 예후 인자로 알려진 BRAF 유전자 돌연변이가 65% 이상에서 발견되고 있다. 수술 전 초음파 검사나 컴퓨터단층촬영(CT)을 통해 이러한 소견을 미리 알 수 없는 경우가 대부분이기 때문에 수술적 치료를 반드시 고려해야 한다.

10

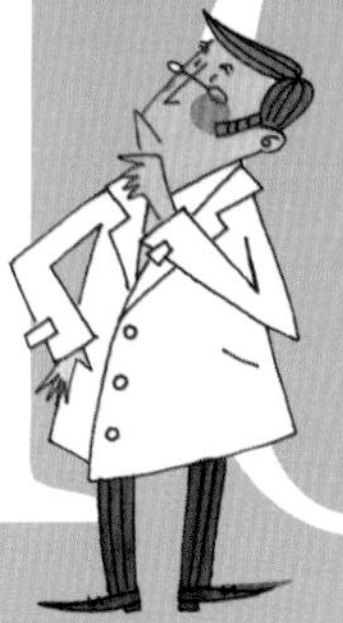

갑상선암의 절개 수술법과 최신 수술법

갑상선암 수술 방법에는 목 부위를 절개하는 수술 방법과, 목에 상처 없이 수술하는 최신 수술법인 내시경/로봇 수술법이 있다.

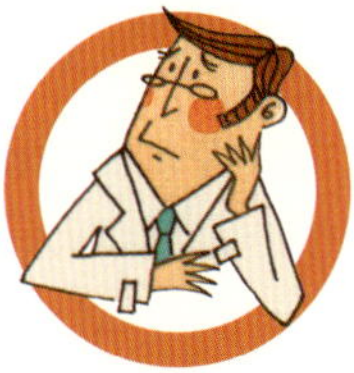

절개 수술법

갑상선암 절개 수술법은 그림 7과 같이 목의 아랫부분을 약 5~6cm 절개하여 수술하는 방법이다. 셔츠나 목걸이 등에 가려지도록 목의 낮은 부위를 절개하고 목의 주름을 이용하거나 최대한 상처의 길이를 작게 하는 등의 노력을 하지만, 결국 목에 상처가 남게 된다. 측경부림프절에 암 전이가 있을 때에는 절개 길이가 더 길어진다.

최신 수술법(내시경/로봇 수술)

갑상선암은 여성에게 호발하는데, 최근 젊은 갑상선암 여성 환자의 증가로 수술 후 미용에 대한 관심이 대두되고 있다.

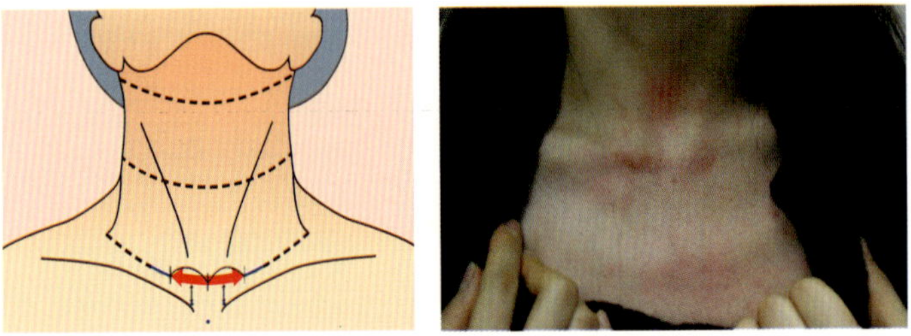

그림 7. 갑상선암 절개 수술 부위(왼쪽)와 수술 6개월 후 모습(오른쪽)

또한 삶의 질을 중시하는 건강 개념의 변화, 갑상선암의 조기 진단 증가, 그리고 첨단장비의 발전으로 목에 흉터가 없는 다양한 수술 방법이 개발되었다.

대표적으로 세 가지 내시경 수술법이 있는데, 하나는 양측 유륜과 양측 겨드랑이에 5~12mm 정도의 구멍을 통해 목에 거의 절개창 없이 수술하는 양측 유륜-액와 접근법 수술이고, 두 번째는 겨드랑이에 절개창을 내고 수술을 하는 액와 접근법 수술이며, 세 번째는 양측 귀 뒤와 겨드랑이에 구멍을 뚫어 접근하는 귀 뒤 접근법 수술이다.

이러한 수술 방법에 가장 진보한 수술장비의 하나인 최첨단 로봇 시스템이 기존의 내시경 수술법에 적용되어 시행되고 있다.

내시경 또는 로봇 갑상선 수술은 절개 수술법으로 수술

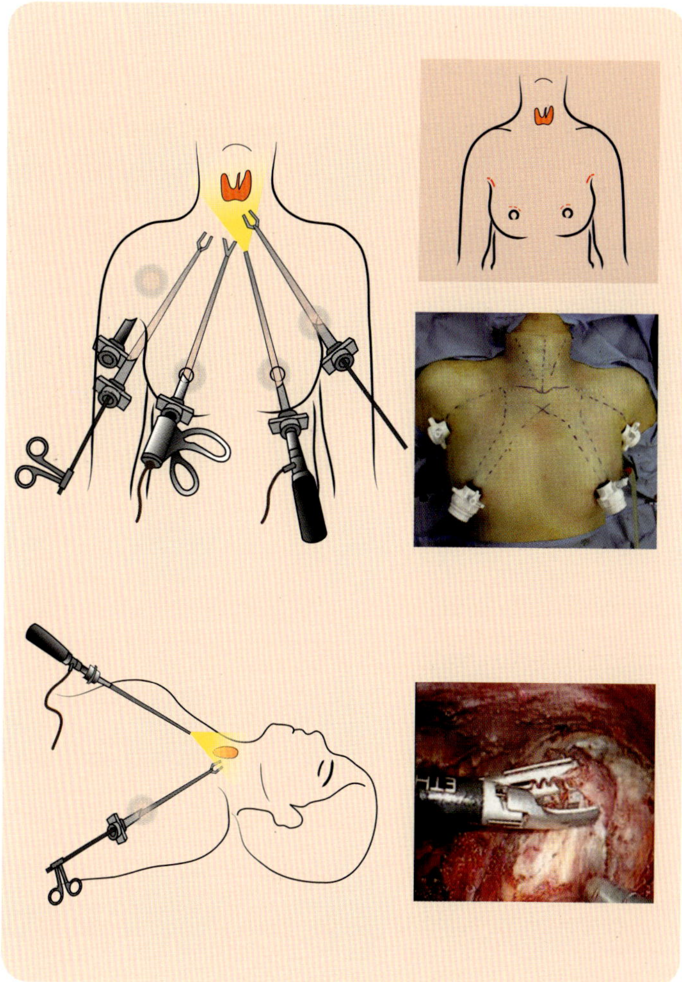

그림 8. 양측 유륜-액와 접근법을 이용한 내시경 갑상선 수술

출처: 윤여규(2007), 『패밀리닥터시리즈 갑상선암』, 아카데미아.

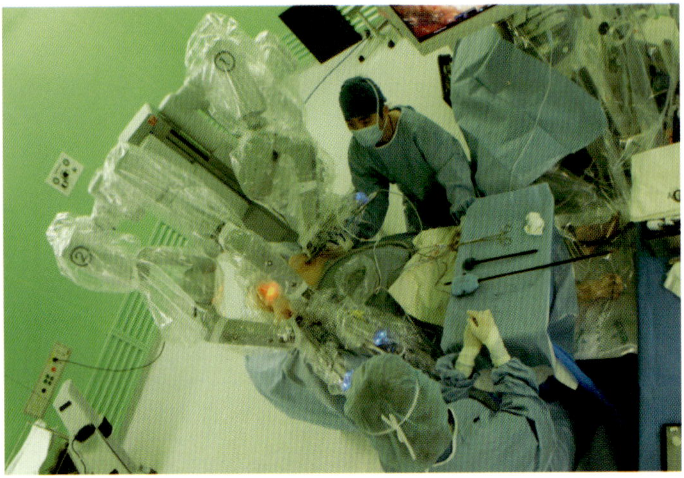

그림 9. 로봇 수술

했을 때 발생할 수 있는 합병증 이외에 다른 추가적인 위험은 없다. 또한 유륜 주위를 절개한다고 해도 유선이나 유방 실질을 손상시키지 않는 부위로 접근하므로, 가임기 여성의 수유 능력을 저해하는 등의 위험이 없다. 다만, 수술 전에 유방 촬영과 유방 초음파를 시행하여 유방 병변의 유무를 미리 확인해야 한다.

갑상선 로봇 수술의 가장 큰 장점은 수술 후 목에 상처를 남기지 않는다는 점이다. 목 한가운데 흉터가 있는 것이 생명과 직결되는 문제는 아니지만, 젊은 여성 환자를 포함한 대부분의 환자들에게는 매우 중요한 문제이다. 로봇 수술은 상처로 인한 정신적 스트레스를 줄여줌으로써 절개 수술보다 삶의 질을 향상시킬 수 있다.

로봇 수술은 시야가 10~15배 확대된 3차원 고화질 입체 영상을 보면서 수술할 수 있으므로 미세 구조물이 많은 갑상선 절제술에 특히 유리하다. 또한 로봇 기구에는 사람의 손목보다도 운동 범위가 넓은 관절이 있기 때문에 사람 손이 들어가기 힘든 좁은 공간에서도 수술이 가능하여 기존 내시경 수술보다 정교한 수술이 가능하다. 갑상선암 수술에서 중요한 목소리 신경인 되돌이후두신경과 고음을 담당하는 상후두신경도 보다 안전하게 보존할 수 있다. 갑상선 유두암은 림프절 전이가 잘 되는데, 로봇의 넓은 관절운동 범위가 림프절 절제술을 시행할 때에도 효과적이다.

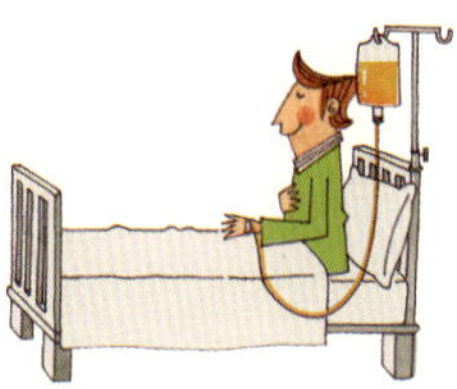

11

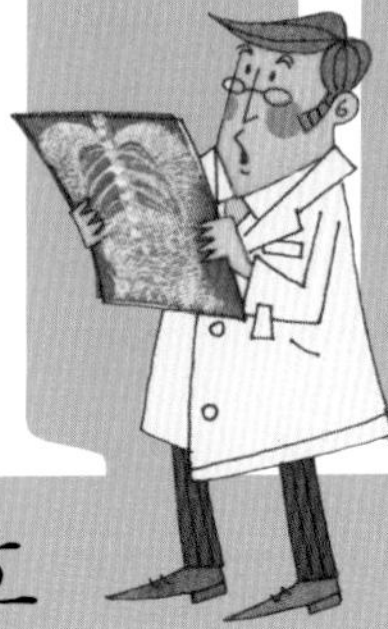

갑상선암 수술 후 발생 가능한 합병증과 대처 방법

갑상선암은 적절한 시기에 잘 치료 받으면 완치가 가능하다. 하지만 갑상선 주위의 혈관과 신경, 그리고 다른 장기의 위치 관계 때문에 수술이 까다롭고, 때로는 수술 후 합병증이 발생할 수 있다.

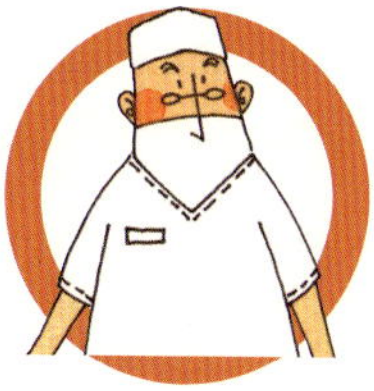

갑상선암 수술 관련 합병증

갑상선암 수술 후 발생할 수 있는 합병증은 다음과 같다.

부갑상선기능저하증

부갑상선은 갑상선 뒤쪽에 콩알만 한 크기로 3~5개가 위치하며, 부갑상선호르몬을 분비함으로써 우리 몸의 칼슘 대사에 관여한다. 칼슘은 신경과 근육에서 전기신호 전달에 중요하다.

사람마다 부갑상선의 위치 및 개수가 다르기 때문에 일부 환자에서는 갑상선 절제술 시 부갑상선이 함께 제거되거나 혈관의 손상을 받아, 혹은 특별한 원인 없이 일시적으로 기능이 저하되어 부갑상선기능저하증이 생기는 경우가 있다. 그렇게 되면 혈액 내 부갑상선호르몬 수치가 낮아져 결과적으로 칼슘 수치가 낮아지게 되어 입 주위의 무딘 증상이나 손끝저림, 손발의 감각이상이 나타날 수 있다.

갑상선암 수술 후 부갑상선기능저하증은 대개 일시적이어서 2~4주 정도 칼슘제와 비타민 D 제제를 복용하면 자연적으로 회복된다. 하지만 영구적인 부갑상선기능저하증도 100명당 1~2명꼴로 드물게 발생한다. 이 경우 지속적으로 칼슘제와 비타민 D 제제를 복용해야 한다.

되돌이후두신경 기능저하

갑상선과 가깝게 위치해 있는 되돌이후두신경은 성대의 운동을 담당하며 목소리를 내는 데 중요하다. 때로는 진행된 갑상선암 덩어리가 되돌이후두신경을 침범하여 성대마비를 일으킬 수 있다.

갑상선 절제술 시 이 신경이 손상되면 수술 후 목소리가 쉬게 된다. 또한 수술로 신경이 손상되지 않더라도 수술 후 일시적으로 쉰 목소리가 나오는 경우가 있다. 이러한 일시적인 성대마비 현상은 대부분 1~3개월 내 정상으로 회복된다. 그러나 간혹 회복하는 데 6개월에서 1년 이상 걸릴 수도 있다. 양쪽 신경이 모두 기능이 저하되는 경우도 있는데, 이때는 성대가 움직일 수 없어 목소리가 잘 안 나오고 기도가 막혀 숨을 쉴 수 없거나 사례가 자주 들어 폐렴을 유발한다.

한편, 암 덩어리가 한쪽 되돌이후두신경을 완전히 침범한 경우에는 암을 제거하기 위해 신경도 같이 절단한 후 봉합하게 되는데, 이런 경우에는 영구적 편측 성대마비가 발생한다.

상후두신경 외측분지 기능저하

상후두신경 외측분지는 고음을 내는 데 관여한다. 상후두신경 기능저하의 경우 일상생활에서는 큰 불편함이 없으나, 고음이나 큰 소리를 내기 힘들고 목이 쉽게 피로해지는 증상이 생긴다. 따라서 고음이 중요한 성악가·가수, 장시간 이야기를 해야 하는 강사·교수 등의 직업을 가진 환자들에게 심각한 결과를 초래할 수 있다.

출혈

출혈은 모든 수술의 잠재적인 합병증이다. 갑상선은 인체에서 단위 면적당 혈류량이 두 번째로 많은 장기로, 수술 후 출혈 위험성이 다른 장기보다 크다. 특히 갑상선암 수술 후의 출혈은 목의 공간이 좁아 기도를 압박할 수 있어 응급 지혈 수술이 필요하다. 약 1% 미만에서 수술 후 출혈이 보고되고 있다.

림프액 유출

경부림프절 절제술 이후 발생할 수 있다. 림프액 배액양이 적을 때에는 저지방 식이를 하며 기다려 볼 수 있지만, 양이 많은 경우에는 추가 수술을 해서 림프액 유출을 막아야 한다. 경부림프절에는 절제술 후 약 1~2%에서 발생한다.

수술 부위 감염

약 1% 미만에서 상처 감염이 발생한다. 수술 직전 예방적 항생제 투여로 감염을 막기 위한 노력을 하며, 수술 후 상처는 무균적으로 관리한다.

켈로이드 또는 흉터비대

켈로이드는 환자의 체질적인 요소가 많이 작용한다. 예방할 수 있는 방법이 없기 때문에, 절개 수술법의 경우 상처가 겉으로 드러나므로 특히 젊은 여성에게 미용상 문제가 될 수 있다.

호너 증후군

갑상선암의 림프절 전이가 심하여 광범위한 림프절 절제술을 시행하는 경우 갑상선 옆에 있는 경동맥 주변의 교감신경이 영향을 받아 한쪽 눈꺼풀이 처질 수 있다. 그러나 대개는 6개월 내지 1년 안에 저절로 회복된다.

유착

유착이란 목 안에서 수술 부위가 회복하는 과정에서 과도하거나 엇갈리는 상태로 들러붙는 경우를 말한다. 목에 주름이 생기거나 음식을 삼킬 때 목의 피부가 움직여지고 목이 당기는 듯한 느낌 등이 생길 수 있다. 수술 다음날부터 목을 뒤로 과격하게 젖히는 동작은 피하고, 스트레칭하듯 목과 어깨 운동을 하는 것이 유착 방지에 도움이 된다.

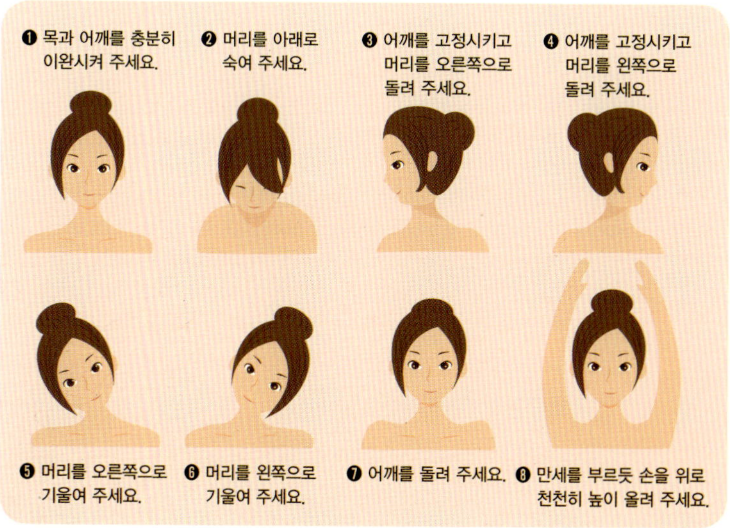

그림 10. 갑상선암 수술 후 유착 방지를 위한 운동

갑상선암 수술 후 생긴 상처는 언제 사라지나?

절개 수술법의 경우 상처가 겉으로 드러나므로 미용상 문제가 될 수 있다. 수술 후 약 3~4개월이 지나면 대부분 상처 부위 피부가 거의 회복되지만, 흉터를 완전히 없애는 것은 불가능하다. 하지만 수술 후 첫 3~4개월 동안 충분히 노력한다면 흉터를 예방하는 데 도움이 될 수 있다.

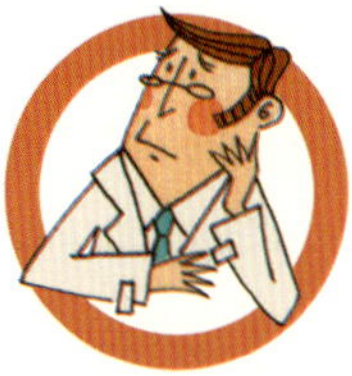

수술 후 상처 관리

갑상선암 수술 후 1~2주 정도가 지나면 상처 위로 새로운 섬유세포가 재생된다. 이 시기에는 흉터 주위의 새로운 피부가 아직 약하고 탄력이 없는 상태이므로 특히 이 부위에 무리가 되는 심한 운동이나 과도한 스트레칭 등은 피하는 것이 좋다. 하지만 수술 후 불편감 및 유착 방지를 위한 목·어깨 스트레칭은 꼭 필요하다.

수술 후 흉터를 완전히 없애는 것은 불가능하지만, 수술 후 첫 3~4개월 동안 충분히 노력을 기울인다면 흉터를 예방하는 데 도움이 될 수 있다.

켈로이드성 체질은 피부 진피의 결합조직(피부 바로 밑의 조직)이 과증식되는 피부 질환의 일종으로, 아직 정확한 원인은 알려져 있지 않고 예방할 수 있는 방법도 없다. 수술로 절개된 피부 주위로 새로운 피부가 생기는데, 켈로이드성 체질의 경우 손상된 피부 조직에 국한되지 않고 상처의 경계선을 넘어 피부가 두껍게 생기면서 주위 조직보다 솟아 있는 것처럼 보이며, 경계 또한 불규칙하고 딱딱하며 두꺼워진다. 처음에는 분홍색 혹은 붉은색을 띠다가 시간이 흐르면서 차츰 갈색을 띠며 따갑고 가려워진다.

이러한 켈로이드성 흉터가 가장 잘 생기는 부위는 가슴, 등, 목, 귀, 어깨 부위로, 이런 경우에는 평상시 노출되지 않는 곳에 피부 절개를 하는 수술 방법을 선택하는 것이 좋다.

수술 후 흉터 관리 지침

첫째, 흉터 부위가 직접 당겨지지 않도록 심한 스트레칭이나 과격한 운동을 피해야 한다. 하지만 어느 정도 시간이 지난 후에는 목의 스트레칭 등 가벼운 운동을 하여 피부의 탄력을 회복시켜 주는 것이 좋다.

둘째, 흉터 주위가 자외선에 노출되지 않도록 외출할 때는 스카프 등으로 보호하거나 자외선 차단 크림을 발라준다. 건조한 환경이나 자외선을 강하게 받는 등의 자극도 좋지 않은 영향을 줄 수 있다.

셋째, 흉터 부위의 보습을 위해 로션 등을 수시로 발라 준다.

이 외에도 단백질과 비타민이 부족하지 않도록 음식을 고르게 섭취하며, 흉터를 깨끗이 관리하고, 될 수 있으면 만지지 않는 것이 좋다.

흉터는 수술의 범위, 봉합 방법, 수술 시간 및 외과의의 기술 등의 영향을 받을 수 있지만, 무엇보다도 환자의 개별적인 상처치유 능력이 가장 큰 영향을 미친다. 환자의 나이, 피부의 탄력 정도, 주름의 위치, 수술 이후 목의 활동 정도 및 켈로이드성 체질 등이 이러한 상처치유 능력을 결정하는 요소이다.

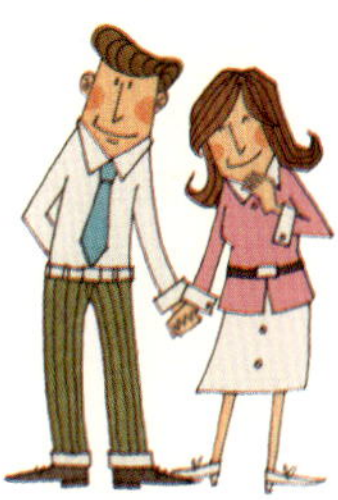

Hospital Memo

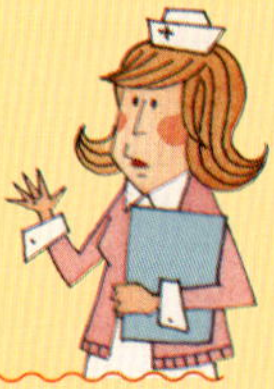

갑상선암 수술 후 건강 관리

1. 건강 관리

약간이 차이는 있으나 보통 수술 후 3일 뒤에는 퇴원하게 된다. 퇴원 후 당분간은 이전의 컨디션과 다른 불편감을 느낄 수 있으며, 회복하는 기간은 개인마다 차이가 있다.

수술 후 2주일 정도가 되면 예전의 컨디션으로 돌아갈 수 있으며, 가벼운 집안일이나 간단한 운동을 할 수 있다. 입원 중 그리고 퇴원하는 시기에 간단한 운동 방법과 종류를 교육하므로 이를 잘 지키면 도움이 된다.

보통 수술 후 1개월 정도 후에는 정상적인 일상생활을 하는 데 큰 불편함을 느끼지 않는다. 컨디션의 변화와 체력 저하로 인하여 수술 직후에는 불편감을 느낄 수 있으나, 마음을 편하게 갖고 서서히 일상생활에 적응하려는 노력이 필요하다.

2. 갑상선호르몬제 복용

갑상선 절제술을 받으면 갑상선에서 만들어지던 갑상선호르몬의 생성능력이 없어지게 되므로 갑상선호르몬제로 보충을 해야 한다. 갑상선호르몬은 인체의 신진대사 조절에 필요할 뿐만 아니라 암의 재발을 억제하는 효과가 있다.

갑상선호르몬제는 아침에 일어난 직후 공복에 복용하고 공복 상태를

1시간 이상 유지해야 체내에 잘 흡수된다. 음료수(커피, 콜라, 우유 등)나 다른 약(특히 비타민, 칼슘, 철분, 위장약 등)과 동시에 복용하면 약제가 잘 흡수되지 않으므로 주의한다.
아침에 공복 유지가 불가능한 경우에는 자기 전(저녁식사 이후 4시간 공복 유지 후)이나 오전 11시경(아침식사 이후 4시간 공복 유지 후) 복용하면 된다. 만일 하루치 약을 복용하지 않았으면 그다음부터는 잊지 말고 꼭 챙기도록 한다. 빠뜨렸다고 해서 다음 날 두 배로 복용하는 일은 없도록 한다.

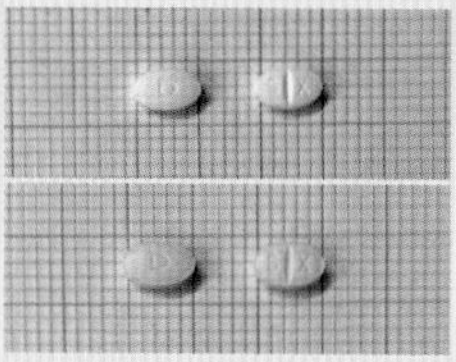

A

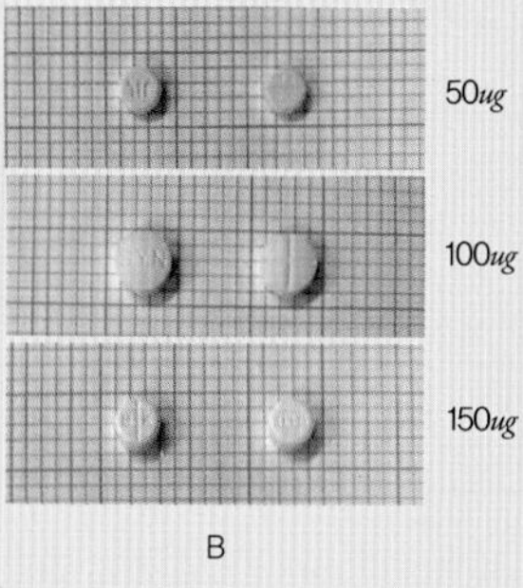

B

그림 11. 갑상선호르몬제

13

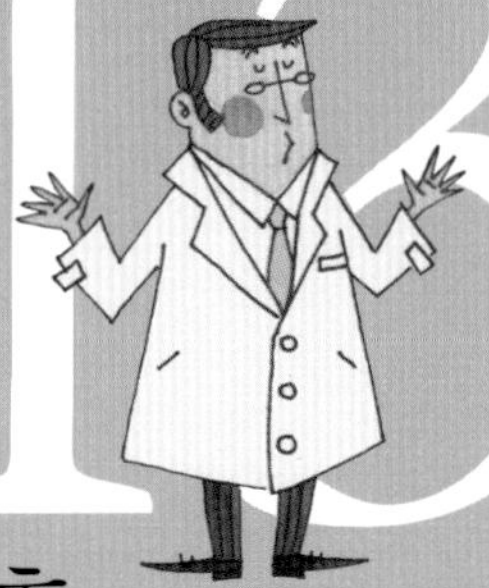

갑상선암 수술 후 방사성 요오드 치료

분화도가 좋은 갑상선 유두암과 여포암의 경우에는 갑상선암 수술 후 재발의 위험 인자를 평가하여 필요 시 방사성 요오드 치료를 한다. 방사성 요오드 치료는 수술 후 남아 있는 갑상선 조직을 없애 버림으로써 수술 후 재발 가능성을 줄여 준다. 재발된 경우 또는 원격 전이가 있는 경우 치료 목적으로도 사용될 수 있다.

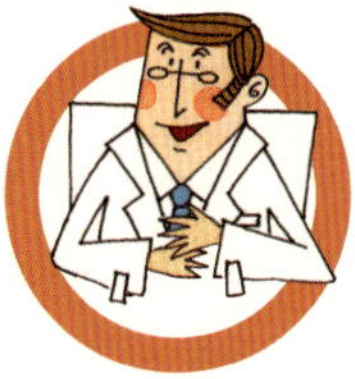

방사성 요오드 치료

원리

우리나라 갑상선암의 95%는 분화 갑상선암이다. 분화 갑상선암인 유두암과 여포암은 정상 갑상선 세포처럼 요오드를 흡수한다. 방사성 요오드를 복용하면 갑상선 암세포는 방사성 요오드를 흡수하게 되어 암세포가 파괴된다. 이때 갑상선이나 갑상선암 세포를 제외한 다른 조직에는 흡수되지 않으므로 부작용이 거의 없다.

목적

방사성 요오드 치료를 하면 수술 후 남아 있을 수 있는 갑상선 조직 및 갑상선 분화암 조직을 선택적으로 파괴하여 암 재발의 위험성을 낮출 수 있다.

수술 후에는 재발 확인을 위해 갑상선글로불린 수치를 측정하게 되는데, 방사성 요오드 치료를 시행하게 되면 혈중 갑상선글로불린 수치를 지표로 사용할 수 있다. 또한 수술 전 발견되지 않았던 암의 전이 병소를 발견하고 치료하는 데 도움이 된다.

방사성 요오드 치료는 분화도가 좋은 유두암이나 여포암에서는 유용하게 사용되나, 분화도가 좋지 않은 역형성암이나 갑상선 수질암의 경우에는 효과가 없다.

대상

환자의 나이, 성별, 암의 크기, 암의 개수, 조직 분화도와 주변 조직 침범 유무 등을 종합하여 방사성 요오드 치료 여부를 결정한다. 재발 위험도가 높다고 판단되는 고위험 환자의 경우 방사성 요오드 치료가 권고된다.

사전 준비

방사성 요오드 치료 효과를 높이기 위해서는 다음 두 가지를 준비해야 한다. 첫째는 혈액 내의 갑상선자극호르몬을 높이는 것이며, 둘째는 저요오드 식이를 통하여 몸속의 요오드를 최대한 적은 상태로 유지하는 것이다.

치료 중에 갑상선자극호르몬을 상승시키기 위해서 갑상선호르몬(신지로이드, 신지록신) 복용을 일시적으로 중단하게 되는데, 이때 일시적으로 갑상선기능저하증이 발생하기 때문에 이로 인하여 몸이 붓고 추위를 많이 타며 손발이 저리고 쥐가 나고 근육통이 생기며 변비와 소화불량, 기운이 없고 피로감을 느끼는 등의 증상이 일시적으로 나타날 수 있다. 그러나 이러한 증상은 대부분 심하지 않으며, 방사성 요오드 치료 후 갑상선호르몬을 재복용하면 복용 1~2주 후부터 회복되기 시작하여 3~4주 후 사라지게 된다. 또한 이러한 증상을 완화하고자 대부분 반감기가 짧은 갑상선호르몬제인 '테트로닌'을 치료 2주 전까지 복용하도록 하고 있다.

그러나 갑상선호르몬의 중단 및 재투여에 따른 갑상선 기능의 급격한 변화가 일부 환자들에게는 심장 기능에 영향을 미칠 수도 있으므로, 특히 고령이거나 심혈관 질환 등이 있는 사람들은 주의해야 한다.

한편, 갑상선호르몬 재복용 시 서서히 용량을 증량하거나 이를 대신하여 재조합 갑상선자극호르몬(rhTSH) 주사제를 사용할 수 있다.

치료 방법

방사성 요오드 치료에는 저용량 방사성 요오드 치료와 고용량 방사성 요오드 치료가 있다. 저용량 방사선 요오드 치료는 비교적 안전하지만, 1~2일 정도는 가급적 가족과 접촉을 피하는 것이 좋다. 고용량 방사성 요오드 치료는 가족뿐만 아니라 접촉하는 모든 사람에게 방사능 피해를 줄 우려가 있어 일정 기간 동안 방사성 요오드 치료를 위해 1인실에 입원하여 치료한다.

부작용

대부분의 환자들은 부작용을 겪지 않지만, 경우에 따라서는 목이 붓고 화끈거리는 통증, 피로감, 메스꺼움 등을 느낄 수 있다. 이 경우 주치의와 상의하여 증상을 완화하는 약물 치료를 병행하면 큰 불편감 없이 치료를 받을 수 있다.

한편, 방사성 요오드 치료를 받는 환자 중 많은 경우에 침샘이 말라서 불편감을 호소하는데, 이를 방지하기 위하여 물을 많이 마시고 과일을 먹도록 교육하고 있다. 그러나 치료기간이 끝나면 큰 불편감을 겪지 않으므로 걱정하지 않아도 된다.

Hospital Memo

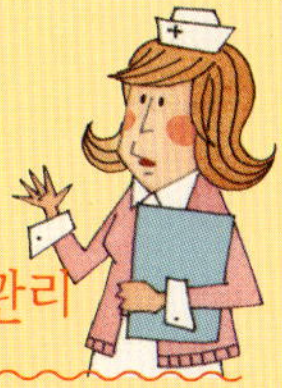

방사선 요오드 치료 전 저요오드 식단 관리

갑상선암 수술 후 방사성 요오드 치료를 준비하는 환자들은 다음과 같이 저요오드 식이를 해야 한다.

허용 음식

- **어육류** 쇠고기, 양고기, 민물생선, 달걀 흰자, 개고기
- **곡류** 쌀, 콩, 팥, 현미, 껍질 벗긴 감자/고구마, 무소금 국수류
- **채소류** 상추, 껍질 벗긴 오이, 버섯, 당근, (양)배추, 양파, 무, 토마토
- **과일류** 수박, 포도, 딸기
- **우유** 두유
- **지방군** 식물성 기름(참기름, 콩기름, 들기름, 올리브유), 이탈리안 드레싱, 소금이 첨가되지 않은 아몬드
- **후식류** 일회용 차(녹차), 탄산음료, 원두커피, 설탕, 꿀
- **김치류** 정제 소금으로 담근 김치
- **약품류** 소화제, 혈압약, 알약으로 된 기침약

주의 음식

- **곡류** 옥수수빵
- **어육류** 닭고기, 돼지고기, 칠면조고기, 포장된 두부류
- **채소류** 시금치, 브로콜리, 호박, 풋고추

금기 음식

곡류	보리, 호밀, 상업용 빵, 식빵, 콘플레이크, 시리얼, 오트밀, 라면, 일본식 우동(다시마 국물), 녹말가루, 마카로니
어육류	생선, 새우, 조개, 굴, 소간, 햄, 베이컨, 가공 육류, 통조림 어육, 달걀 노른자
채소류	파슬리, 야채 통조림
과일류	후르츠칵테일, 통조림류
우유	분유, 우유, 요구르트, 요플레, 치즈
지방군	마요네즈, 마요네즈로 만든 드레싱, 땅콩류, 버터, 마가린
후식류	피자, 아이스크림 케이크, 팝콘, 아이스크림, 밀크셰이크
염장류	천일염, 꽃소금(죽염, 고운 소금), 젓갈, 장아찌
해조류	다시마, 김, 미역, 파래,
약품류	코푸시럽, 종합비타민제, 다시마가 주성분인 건강식품

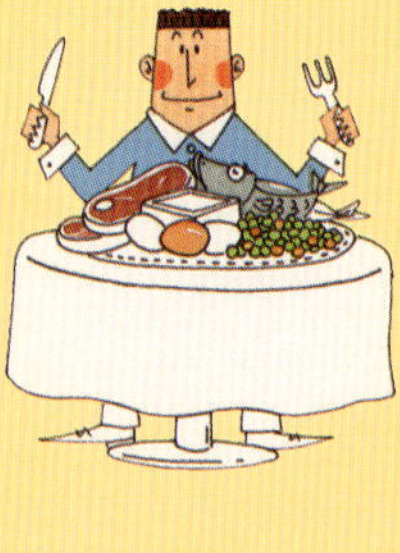

Hospital Memo

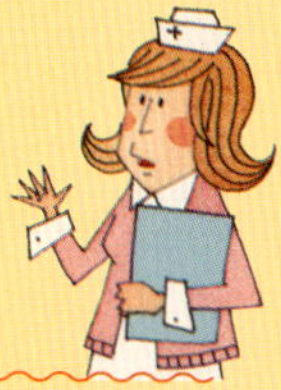

갑상선암 수술 후 요오드가 들어 있는 식품은 섭취하면 안 되나?

요오드는 자연계에는 독립적으로 존재하지 않지만 다른 유기물질과 결합된 화합물 형태로 존재하는 비금속 원소이다. 주로 미역, 김, 다시마 같은 해조류와 해산물, 소금 등에 많이 들어 있다.

요오드는 갑상선호르몬을 만드는 원료로 몸에 꼭 필요한 미량원소이다. 요오드는 우리 몸에서 갑상선호르몬으로 만들어지고, 이렇게 만들어진 갑상선호르몬은 체내 대사와 성장발달을 조절한다. 또한 산소와 포도당을 이용하는 효소계의 반응을 조절하여 기초대사율에 관여하고 체온을 조절한다.

우리 몸에 필요한 요오드는 하루 약 0.1~0.15mg이다. 조사된 바에 따르면, 한국인은 평균적으로 하루에 약 1~10mg의 요오드를 섭취하고 있다.

갑상선암 수술 후 요오드를 섭취하면 안 된다는 생각은 잘못된 것이며, 요오드는 우리 몸에 꼭 필요한 원소이다. 따라서 필요한 요오드를 섭취하는 균형 잡힌 식사가 중요하다. 다만, 방사선 요오드 치료를 위해 필요한 기간 동안 저요오드 식이를 해야 한다.

14

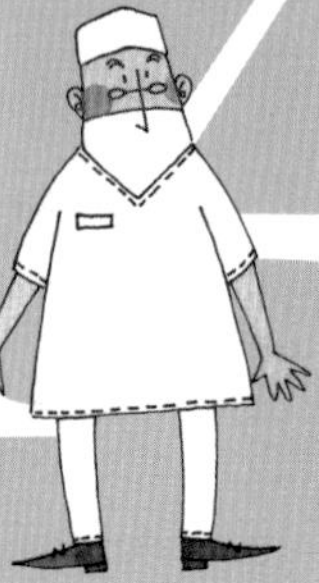

임신 중 생긴 갑상선암의 치료

임신 초기에 진단된 갑상선암은 보통 초음파 추적 관찰을 하고 임신 24주까지 의미 있는 성장을 보이는 경우 수술을 하지만, 임신 중기까지 크기의 변화가 없거나 후기에 갑상선암이 진단된 경우에는 분만 후 수술을 한다.

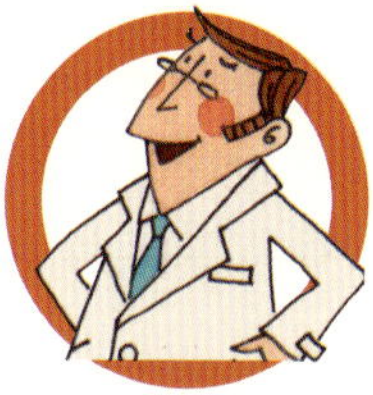

수술 시기

임신부가 비임신부에 비해 갑상선 결절이 악성일 가능성이 더 높은지는 명확하지 않다. 갑상선 결절에 대한 검사는 임신부와 비임신부가 동일하며, 결절의 기능을 평가하기 위해 갑상선 스캔을 필요로 하는 경우 미세침흡인 세포검사를 비롯한 검사들을 출산 이후로 미룰 수 있다. 미세침흡인 세포검사에서 악성으로 나온 경우 임신부에서도 수술이 필요하다. 다만, 수술을 임신 중에 할지 분만 후에 해야 할지에 대해 일치하는 의견은 없다.

현재까지 임신 중 발견된 갑상선암이 비임신부의 갑상선암에 비해 더 심각하다는 보고는 없다. 임신 중과 분만 후 수술을 한 경우 재발과 생존율 모두 차이가 없었다는 연구 결과가 있으며, 갑상선암 진단 이후 1년 이내의 치료 지연은 예후에 나쁜 영향을 주지 않는다는 연구 결과도 있다. 따라서 통상적으로 임신 초기에 진단된 갑상선암은 초음파 추적 관찰을 통해 임신 24주까지 의미 있는 성장을 보이는 경우 수술을 하게 된다. 또한 임신 중기까지 크기의 변화가 없거나 후기에 처음으로 갑상선암이 진단된 경우에는 분만 후 수술을 할 수 있다. 그러나 진행된 갑상선암이라면 임신 중기에 수술을 받는 것이 바람직하다.

갑상선호르몬제의 안전성과 복용 지침

갑상선암으로 수술을 받게 되면 갑상선호르몬제를 복용하게 된다. 갑상선호르몬제는 태아에게도 안전한 약이며, 임신 중에는 신체의 대사기능이 항진되어 갑상선호르몬의 분해가 빠르므로 갑상선호르몬제를 복용하는 여성 상당수에게 증량이 필요할 수 있다.

임신부의 갑상선 기능이 정상적이지 않을 경우 유산율, 조산율 및 사산율이 높으며, 합병증이 증가할 가능성 역시 높다. 더욱이 갑상선호르몬제는 태아의 뇌 발달과 지능에 큰 영향을 미치는 것으로 알려져 있어, 임신부에게 제공되는 갑상선호르몬제가 부족할 경우 태아의 뇌 발달에 치명적일 수 있다. 따라서 임신 중 갑상선 기능 검사를 1~2개월 간격으로 더 자주 하게 된다.

만약 갑상선자극호르몬 수치가 증가되어 있다면 갑상선호르몬제를 증량하고 갑상선 기능 검사를 통해 복용량이 적절한지 평가하게 된다.

방사성 요오드 치료 시기

수술 후 방사성 요오드 치료가 필요할 경우 분만 이후로 방사성 요오드 치료를 연기해야 한다. 임신부가 방사성 요오드 치료를 받으면 방사성 요오드가 태아의 갑상선도 파괴하여 태아의 두뇌성장 저하 등 치명적 문제를 일으킬 수 있기 때문이다.

따라서 방사성 요오드 치료는 주치의와 상의하여 분만 이후로 치료 시기를 미루게 되며, 또한 모유 수유를 계획하고 있다면 수유가 완전히 끝난 시점까지 연기한 후에 방사성 요오드 치료를 받는다.

Hospital Memo

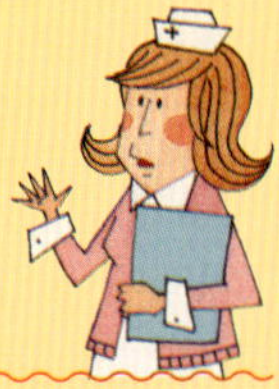

갑상선암을 이겨낸 성공 사례

소프라노 이진희(가명, 61세) 씨는 2009년 12월 말 교회 성가대에서 칸타타 연습을 하는 도중 목소리가 좋지 않아 동네 병원에서 검사를 받았다. 갑상선 초음파 검사 결과 갑상선 우엽에 0.8cm, 좌엽에 0.7cm의 혹이 발견되었고, 세포검사 결과 갑상선 유두암 진단을 받았다.

갑상선암 수술을 받고 나면 목소리에 문제가 생길 수 있다는 이야기를 들었고, 특히 소프라노로서 이전처럼 성악을 할 수 없게 될 수도 있다는 생각에 그녀는 많은 고민을 했다. 3개월 정도 고민을 했는데, 그 기간 동안은 잠도 제대로 못 자고 혈변이 나올 정도로 스트레스가 심했다고 한다.

당시 갑상선 로봇 수술에 대해서는 많이 알려져 있지 않았지만, 이 수술에 대한 이야기를 듣고 용기를 내어 병원에 찾아갔다. 로봇 수술로 목소리 신경을 잘 살려서 수술 후에도 성악을 할 수 있을 것이라는 설명을 듣고 그녀는 수술을 받기로 결정했다.

그녀는 로봇 수술로 갑상선 전체를 들어내는 갑상선 전절제술과 중앙 림프절 절제술을 받았다. 걱정했던 합병증들은 전혀 나타나지 않았고, 특히 목소리를 내는 데도 아무런 문제가 없었다. 오히려 2개월 정도 노래를 쉬면서 이전에 있던 나쁜 습관들이 없어지면서 그녀의 성악가

생활에 전화위복이 되었다고 하였다.

병리 검사 결과 이진희 씨의 갑상선 유두암은 갑상선 피막을 뚫고 나오는 형태로 보여, 남아 있을 수 있는 갑상선암 세포를 모두 파괴하기 위해 방사성 요오드 치료를 받기로 하였다. 그녀는 "사실 수술은 별게 아니었어요. 수술 후 방사성 요오드 치료를 받기 위한 준비 과정이 오히려 더 힘들었는데, 다행히 한 번의 치료로 끝낼 수 있었습니다."라고 말하였다.

지금도 갑상선호르몬제를 하루 한 번 복용해야 하지만, 비타민제를 먹는다고 생각하고 매일 먹고 있다고 한다.

"당시에는 충격도 있었지만, 4년이 지난 지금 수술한 것을 가끔 잊고 살 정도예요. 교회에서 찬양도 잘 하고 있고 성악가로도 활발하게 활동하고 있어 한 달에 대여섯 번 무대에 서고 있습니다."라고 그녀는 말하였다.

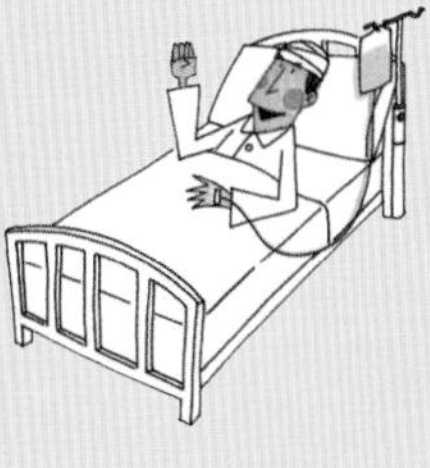

15

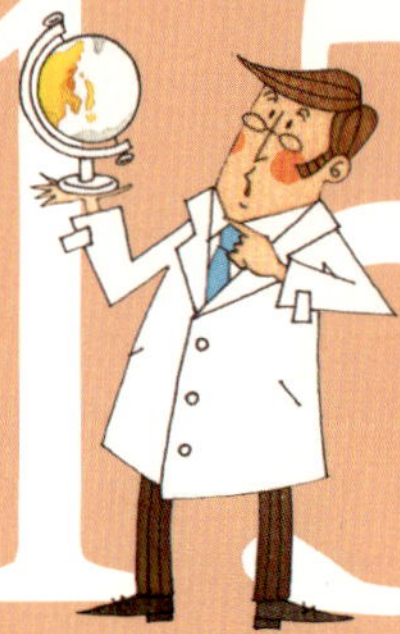

Q&A 갑상선암에 대한 궁금증 14가지

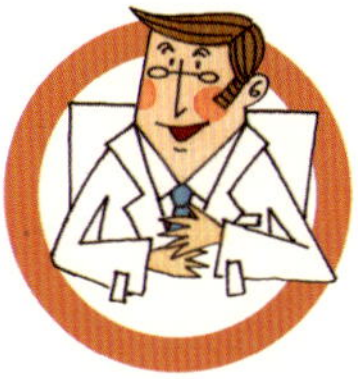

Q 갑상선암 환자가 주의해야 하는 음식은 무엇인가?

A 갑상선암이 특정 식이와 관계가 있다는 근거는 아직 없다. 따라서 보통 먹던 음식 그대로 먹어도 된다. 다만, 수술을 앞두고 성분을 알 수 없는 보약이나 허브 복용은 수술 전 간기능 이상이나 수술 시 과다출혈 등을 유발할 수 있으므로 피하는 것이 좋다.

Q 수술 후 제한해야 하는 음식이 있나?

A 수술 후에는 회복을 위해 단백질이 풍부한 식이를 하는 것이 좋다. 비타민, 칼슘 등의 건강보조식품이나 커피도 수술 전과 마찬가지로 복용해도 된다. 방사성 요오드 치료를 준비하는 단계가 아니라면 요오드가 많이 함유된 식품도 섭취 가능

하다.

Q 크기가 작은 갑상선암도 꼭 수술해야 하나?

A 갑상선암은 크기와 관계없이 수술해야 완치가 가능하다. 갑상선암의 높은 생존율과 우수한 예후는 모두 수술을 전제로 가능한 결과이다. 수술을 하지 않고 방치할 경우 암 자체의 진행과 전이로 예후가 나빠지게 된다.

Q 양성 결절이 암으로 변하기도 하나?

A 양성 결절은 대체로 악성 조직으로 변하지 않는 것으로 알려져 있다.

Q 갑상선암은 피 검사로 알 수 없나?

A 갑상선암은 피 검사로 진단할 수 없다. 조기에 정확하게 진단할 수 있는 방법은 갑상선 초음파 검사 및 미세침흡인 세포검사이다.

Q 갑상선암의 크기도 예후에 영향을 미치나?

A 그렇다. 일반적으로 크기가 큰 갑상선암은 진행이 많이 된 상태여서 림프절 전이가 흔하고 재발을 잘하는 경향이 있다.

Q 갑상선암에 걸리면 많이 피곤한가?

A 갑상선암은 정상 갑상선의 기능에는 영향을 미치지 않으므로 피로와는 관련이 없다. 그러나 갑상선암이 심하게 진행되어 정상 갑상선 조직을 많이 침범하여 갑상선의 기능이 저하되면 피로를 유발할 수도 있다.

Q 갑상선암이 유전되기도 하나?

A 갑상선암에는 유전적 요인이 작용한다. 그러므로 갑상선암의 가족력이 있다면 그 가족들도 조기 검진을 받는 것이 좋다. 유전적으로 갑상선암 발생 가능성이 매우 높을 때는 예방적으로 정상 갑상선을 제거하는 수술을 하기도 한다.

Q 수술이 커지면 수술 절개 부위도 커지나?

A 갑상선암 수술 시 측경부림프절 전이가 있으면 절개를 크게 하여 측경부림프절 절제 수술을 병행해야 한다. 따라서 측경부림프절 수술을 하는 경우에는 절개 부위도 커진다.

Q 절개 수술과 로봇 수술의 차이는?

A 절개 수술은 목에 약 5~6cm의 흉터를 남기지만, 로봇 수술은 양측 겨드랑이와 유두에 약 1cm의 흉터만을 남기기 때

문에 흉터가 거의 보이지 않는다. 그리고 로봇 수술은 집도의의 미세한 손떨림을 막고 로봇 팔을 이용하기 때문에 사람 손이 도달하기 힘든 각도 부위까지 접근이 가능하다.

뿐만 아니라 갑상선암 수술에서 중요한 성대의 움직임을 담당하는 되돌이후두신경, 부갑상선, 갑상선 혈관 등의 구조물을 10~15배 확대해 주는 로봇용 카메라를 이용하기 때문에 보다 정교한 수술이 가능하다.

Q 갑상선을 전절제해도 재발하나?

A 갑상선을 전절제하더라도 재발률이 낮기는 하지만 드물게 재발하는 경우도 있다. 따라서 재발 가능성이 높은 환자에게는 추가적인 방사성 요오드 치료를 권고하고 있다.

Q 수술 후 운동에 제한이 없나?

A 수술 후 약 한 달 정도는 가벼운 걷기 운동만 하고, 두 달 후부터는 수영, 등산, 요가 등 모든 운동이 가능하다.

Q 수술 후 비행기는 언제부터 탈 수 있나?

A 갑상선암 수술 부위는 복강처럼 지속적으로 압력을 받는 부위가 아니므로 퇴원 후 비행기 탑승이 가능하다.

Q 수술 후 폐렴 및 독감 예방접종은 해도 되나?

A 해도 괜찮다.

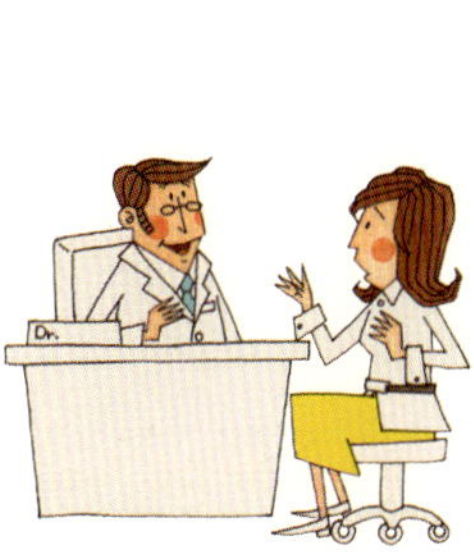

참고문헌

강경호, 김지수, 정기욱, 윤여규 외. 2010. 『헬스조선M-갑상선암』, 대일문화사.

김수진, 김완욱, 정유승, 성태연 외. 2013. 『일반인을 위한 갑상선 이야기』, 메드랑.

대한갑상선학회. 2016. 『갑상선결절 및 암 진료 권고안 개정안』.

보건복지부. 2019. 『국가암등록사업 연례보고서』.

윤여규. 2007. 『패밀리닥터시리즈 갑상선암』. 아카데미아.

American Joint Committee on Cancer(AJCC). TNM staging system(AJCC, 8th edition)

Beauchamp, Evers, Mattox. 2021. *Sabiston Textbook of Surgery* 21st edition. Elsevier.

Bo Youn Cho et al. 2013. "Changes in the Clinicopathological Characteristics and Outcomes of Thyroid Cancer in Korea over the Past 4 Decades." *Thyroid*.

Bryan R. Haugen et al. 2016. "2015 American Thyroid Association Management Guidelines for Adult Patients with Thyroid Nodules and Differentiated Thyroid Cancer." *Thyroid*.

David F. Schneider and Herbert Chen. 2013. "New Developments in the Diagnosis and Treatment of Thyroid Cancer." *CA Cancer J Clin*.

Evan O. et al. 2019. "Epidemiology of Thyroid Cancer: A Review of the National Cancer Database, 2000-2013." *Cureus*.

Gregory W. Randolph. 2020. *Surgery of the Thyroid and Parathyroid Glands* 3rd edition. Elsevier.

Hoonsung Choi et al. 2014. "Secular trends in the prognostic factors for papillary thyroid cancer." *Eur J Endocrinol*.

Hyuna Sung. et al. 2021. "Global cancer statistics 2020: GLOBOCAN Estimates of Incidence and Mortality Worldwide for 36 Cancers in 185 Countries." *CA Cancer J Clin*.

Jun Park et al. 2021. "Trends in Childhood Thyroid Cancer incidence in Korea and Its Potential Risk Factors." *Front Endocrinology*.

Kepal N Pael et al. 2020. "The American Association of Endocrine Surgeons Guidelines for the Definitive Surgical Management of Thyroid Disease in Adults." *Ann Surg*.

Samuel A Wells Jr et al. 2015. "Revised American Thyroid Association Guidelines for the Management of Medullary Thyroid Carcinoma." *Thyroid*.

Seri Hong et al. 2021. "Cancer Statistics in Korea: Incidence, Mortality, Survival and Prevalence in 2018." *Cancer Res Treat*.

Tam et al. 2018. "Survival in Differentiated Thyroid Cancer: Comparing the AJCC Cancer Staging Seventh and Eighth Editions." *Thyroid*.